Plantaardig Genot

Ontdek de Smaakvolle Wereld van Vegan Koken

Sophie van Dijk

Samenvatting

ovengeroosterde bloemkool 9

kerrie kikkererwten 11

linzen curry 13

Salade van boerenkool en tomatenpesto 15

Bonensoep uit de slowcooker 16

tofu genot 18

veganistische chipotle-burrito 20

Eenvoudige veganistische zwarte bonen chili 23

Indiase roerbak van rode linzen en tomaten 25

Levantijnse salade met kikkererwten en erwten 28

wortel-kardemomsoep 30

Pilaf van bloemkool en basmatirijst 32

veganistische koolsalade 34

avocado-roompasta 36

Veganistische Quorn-salade 38

veganistische macaroni en kaas 39

Mexicaanse Angel Hair-noedelsoep 41

veganistische pizza 43

Salade van aardbeien en boerenkool 45

gefrituurde tofu 47

gebakken spinazie 49

rode waterkers 51

gebakken kool 53

Geroerbakte paksoi 55

Choi Sum zoute chips 57

gebakken broccoli 58

veganistische gevulde pizza 60

veganistische Alfredo-saus 61

Broodje avocadosalade 64

veganistische fajita's 65

sla- en tomatensalade 67

Frise en amandelsalade 69

Romaine sla en cashewsalade 71

Salade van ijsbergsla en pinda's 73

Salade van fris en walnoten 75

sla- en walnootsalade 77

Romeinse sla, kerstomaatjes en amandelsalade 79

Tomaat-walnootsalade met sla 81

Boston slasalade met tomaten en amandelen 83

Salade van komkommer en amandelsla 85

Slasalade met kerstomaatjes en macadamianoten 87

Slasalade met kerstomaatjes en cashewnoten 89

Romaine sla, cherrytomaat en macadamia notensalade 91

Appel-Walnoot Ijsbergsla Salade 93

Tomaat-amandelsalade	95
Salade met kersen en macadamianoten	97
Romaine sla, druiven en walnotensalade	99
Thaise basilicumsalade	100
Slasalade met muntblaadjes en cashewnoten	103
Salade van tomaat en pindasla	105
Boterslasalade met sinaasappel en amandelen	107
Simpele salade met tomaat, sla en amandelen	109
Romaine slasalade met tomaat en hazelnoten	111
Frisee-slasalade met ui en dragon	113
Salade van gebakken tomaten, amandelen en dragon	115
Frisèsalade van tomaat en hazelnoot	117
Frisse en courgettesalade	119
Romeinse salade en hazelnoten	121
ijsbergtomaat en amandelsalade	123
Frise en feta-kaassalade	125
Frise en feta-kaassalade	128
Basilicumsla en veganistische kaas	130
Romaine sla en pistachesalade	132
Tomaat Sla Ui Macadamia Notenolie Vinaigrette Frise	134
Romeinse sla, tomaat en pistache	136
Gegrilde edamame en courgette	138
geroosterde kool en paprika	140
gegrilde okra en courgette	142

Gegrilde artisjokken en Romeinse sla 144

geroosterde kool en paprika 145

gegrilde bieten en broccoli 147

Gegrilde edamame en romaine sla 149

geroosterde kool en paprika 151

Gegrilde courgette en kool 153

Gegrilde okra en rode ui 155

Gegrilde artisjokken en rode uien 157

Gegrilde boerenkool en Romeinse sla 159

gegrilde bieten en wortels 161

geroosterde wortelen en uien 163

Gegrilde korenbloemen en broccoli 165

gegrilde artisjokharten 167

Gegrilde bieten en asperges 169

gegrilde kool 171

gegrilde artisjok 172

gegrilde okra en asperges 173

Gegrilde boerenkool en Romeinse sla 175

Edamame en geroosterde paprika 177

geroosterde wortelen en paprika 179

Gegrilde artisjokharten en maïskolven met honingvinaigrette .. 181

gegrilde bieten en wortels 183

Gegrilde okra en artisjokken 185

Gegrilde okra en rode ui 187

Edamame en gegrilde kool 189

Gegrilde artisjokken, wortelen en kool 191

Gegrilde bieten- en artisjokharten 193

Gegrilde asperges met Engelse mosterdvinaigrette 195

Gegrilde champignons en shiitake-paddenstoelen 198

Gegrilde bloemkool met chipotle 200

Gegrilde asperges met miso 202

Geroosterde maïs met poblano-chili 205

Gegrilde broccoli met zuivelvrije yoghurt 207

Gegrilde champignons met citroen- en amandelsaus 209

Superlichte venkelbol 211

Gerookte geroosterde wortelen en veganistische yoghurt 212

Courgette en Bloemkoolchampignons 214

Gegrilde broccoli en asperges met bloemkool 216

Geroosterde wortelen met honing-gemberglazuur 218

Tomatenrol met gegrilde aubergine 220

courgette spiesjes 222

Shishito teriyaki recept hoe te maken 224

ovengeroosterde bloemkool

Materiaal

1 van elke bloemkool, verwijder de bladeren en stengels en snij in kleine roosjes

1/2 grote gele ui, in dunne reepjes gesneden

2 eetlepels extra vergine olijfolie

1/2 kopje bevroren erwten

Kruiden

1/2 eetlepel rode kerriepoeder

1/4 theelepel gemalen rode peper (optioneel)

Breng op smaak met zout en peper

Verwarm de oven voor op 400ºC.

Doe de bloemen in een kom en spoel ze af met koud water.

Giet het water af.

Bedek de bakplaat met aluminiumfolie.

Voeg bloemkool en rode ui toe aan de koekenpan.

Giet de olijfolie erbij en besprenkel met de dressingingrediënten.

Combineer de bovenstaande ingrediënten zorgvuldig.

Kook gedurende 45 minuten, roer één keer.

Ontdooi 1/2 kopje erwten terwijl de bloemkool kookt.

Haal het bloemkoolmengsel na 45 minuten uit de oven en voeg de erwten toe.

Breng alles op smaak en corrigeer met olie en kruiden.

kerrie kikkererwten

Materiaal

2 eetlepels extra vergine olijfolie

1 middelgrote rode ui, in blokjes gesneden

4 teentjes knoflook, fijngehakt

2 blikjes van 15 oz uitgelekte kikkererwten

1 blikje tomatensaus van 20 ounce

een glas water

1 eetlepel rode kerriepoeder

1/2 bosje verse koriander, gespoeld, van de steel verwijderd en grof gehakt

Fruit in een verwarmde koekenpan met olijfolie de ui en knoflook op middelhoog vuur tot ze zacht zijn (ongeveer 4 minuten).

Giet de bonen af en doe ze in de pot.

Voeg tomatensaus, water en curry toe.

Meng alles goed.

Kook op middelhoog vuur.

Voeg koriander toe aan de pan.

Roer en kook tot de saus een dikke consistentie heeft.

linzen curry

Materiaal

1 eetlepel extra vergine olijfolie

3 teentjes knoflook, fijngehakt

1 middelgrote rode ui, in blokjes gesneden

3 middelgrote wortels (1/2 lb)

1 kop rauwe bruine linzen

2 eetlepels hete kerriepoeder

15 oz blikje tomatensaus*

zeezout

1/2 bosje verse koriander (optioneel)

Doe de linzen in een kom.

Kook 3 kopjes water in een pot.

Voeg linzen toe;

Breng aan de kook en zet het vuur laag.

Dek af en laat 20 minuten sudderen, of tot de linzen gaar zijn.

Giet de linzen af.

Fruit de ui, knoflook en knoflook in een koekenpan met olijfolie op middelhoog vuur tot de ui transparant is.

Voeg het kerriepoeder toe en bak nog een minuut.

Voeg de linzen toe aan de pan, samen met de tomatensaus.

Roer en laat 5 minuten sudderen.

Voeg indien nodig zout toe.

Garneer met koriander en serveer met rijst, naan, pitabrood of knapperig brood.

Salade van boerenkool en tomatenpesto

Materiaal

6 kopjes fijngehakte kool

15 oz ingeblikte marinebonen, gespoeld en uitgelekt

Gekookte Quorn * 1 kopje, gehakt

1 kop kerstomaatjes, gehalveerd

1/2 kopje pesto

1 grote citroen, in partjes gesneden

Doe alle ingrediënten behalve pesto en citroen in een kom.

Voeg de pesto toe en roer tot deze bedekt is.

decoreren met citroen

Bonensoep uit de slowcooker

Materiaal

2 eetlepels extra vergine olijfolie

6 teentjes knoflook (fijngehakt)

1 middelgrote rode ui, in blokjes gesneden

1/2 pond wortel, in dunne plakjes gesneden

4 bleekselderij (1/2 bosje), in plakjes gesneden

1 pond gedroogde bonen, ongeschild, gespoeld en uitgelekt

1 laurierblad

1 theelepel gedroogde rozemarijn

1/2 theelepel gedroogde tijm

1/2 theelepel Spaanse paprika

versgemalen peper (pepermolen stand 15-20)

1 1/2 theelepel zout of meer naar smaak

Doe olijfolie, knoflook, uien, selderij en wortels in een slowcooker.

Voeg de bonen, het laurierblad, de rozemarijn, de tijm, de paprika en de versgemalen peper toe aan de slowcooker.

Voeg 6 kopjes water toe aan de slowcooker en meng de ingrediënten.

Dek af en kook op laag of hoog vuur gedurende 8 tot 4 1/2 uur.

Voeg na het koken de bouillon toe en pureer de bonen.

Breng indien gewenst op smaak met zeezout.

tofu genot

Materiaal

½ gesneden rode kool

4 volle eetlepels zuivelvrije yoghurt

3 eetlepels muntsaus

Tofu 200 g 3 pakjes In 15 gelijke delen gesneden

2 eetlepels tandoori-currypasta

2 eetlepels olijfolie

2 rode uien gesneden

2 grote teentjes knoflook (in plakjes gesneden)

8 chapati's

2 limoenen, in vieren

Voeg de kool, zuivelvrije yoghurt en muntsaus toe aan een kom en meng.

Breng op smaak met peper en zout en zet opzij.

Voeg de tofu, tandoori-noedels en 1 eetlepel olie toe.

Verhit de olie in een koekenpan en bak de tofu goudbruin.

Haal de tofu uit de pan.

Voeg de resterende olie toe, fruit de uien en knoflook en kook gedurende 9 minuten.

doe de tofu terug in de pan

Voeg meer zout toe.

bijeenkomen

Verwarm de chapati's volgens de instructies op de verpakking.

Serveer elk met boerenkool, tofu en limoensap.

veganistische chipotle-burrito

Materiaal

125 g basmatirijst

1 eetlepel extra vergine olijfolie

3 teentjes knoflook, fijngehakt

Pot zwarte bonen van 400 g, uitgelekt en afgespoeld

1 eetlepel appelazijn

1 theelepel honing

1 eetlepel chipotlepasta

100 g gehakte kool

1 avocado

1 middelgrote tomaat, gehakt

1 kleine gele ui, gehakt

verstrekken (optioneel)

chipotle hete saus

koriander blaadjes

gesneden limoenen

Kook de rijst zoals aangegeven op de verpakking en houd hem warm.

Verhit de olie in een koekenpan, voeg de knoflook toe en bak deze goudbruin.

Voeg de bonen, azijn, honing en chips toe.

op smaak gebracht met zeezout

Kook gedurende 2 minuten.

Kook de kool gedurende 1 minuut. en laat overtollig water weglopen.

Verdeel de rijst gelijkmatig. petanque-spel

Garneer met bonen, kool, avocado, tomaat en ui.

Bestrooi met hete saus, koriander en partjes limoen.

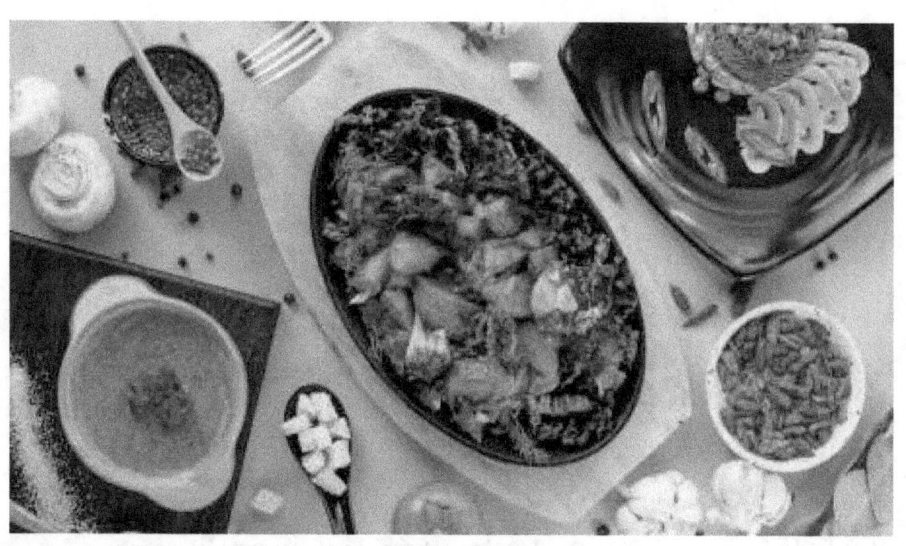

Eenvoudige veganistische zwarte bonen chili

Materiaal

2 eetlepels extra vergine olijfolie

6 teentjes knoflook fijngehakt

2 grote rode uien, gehakt

3 eetlepels paprika of milde chilipoeder

3 eetlepels gemalen komijn

zeezout, naar smaak

3 eetlepels appelazijn

2 eetlepels honing

2 blikjes (14 oz) gehakte tomaten

2 blikjes zwarte bonen (14 oz), afgespoeld en uitgelekt

Ter garnering: gepureerde vegan kaas, gesnipperde ui, gesneden radijsjes, stukjes avocado, zure room

Verhit de olijfolie en fruit de knoflook en ui tot ze gaar zijn.

Voeg de piment en komijn toe en laat 3 minuten sudderen.

Voeg azijn, honing, tomaten en zeezout toe.

Kook nog eens 10 minuten.

Voeg de bonen toe en kook nog eens 10 minuten.

Serveer met rijst en versier.

Indiase roerbak van rode linzen en tomaten

Materiaal

200 g gewassen rode linzen

2 eetlepels olijfolie voor veganisten

1 kleine rode ui fijngesneden

4 teentjes knoflook fijngehakt

snufje kurkuma

½ theelepel garam masala

koriander (om te serveren)

1 kleine tomaat, gehakt

Kook de linzen in 1 liter water en een beetje zout. Laat 25 minuten sudderen en schuim afschuimen.

Dek af en laat nog eens 40 minuten sudderen, tot het ingedikt is.

Verhit de olie in een koekenpan op middelhoog vuur.

Fruit de uien en knoflook tot de uien zacht zijn.

Voeg de kurkuma en garam masala toe en kook nog een minuut.

Doe de linzen in een kom en versier met de helft van de ui.

Garneer met koriander en kerstomaatjes.

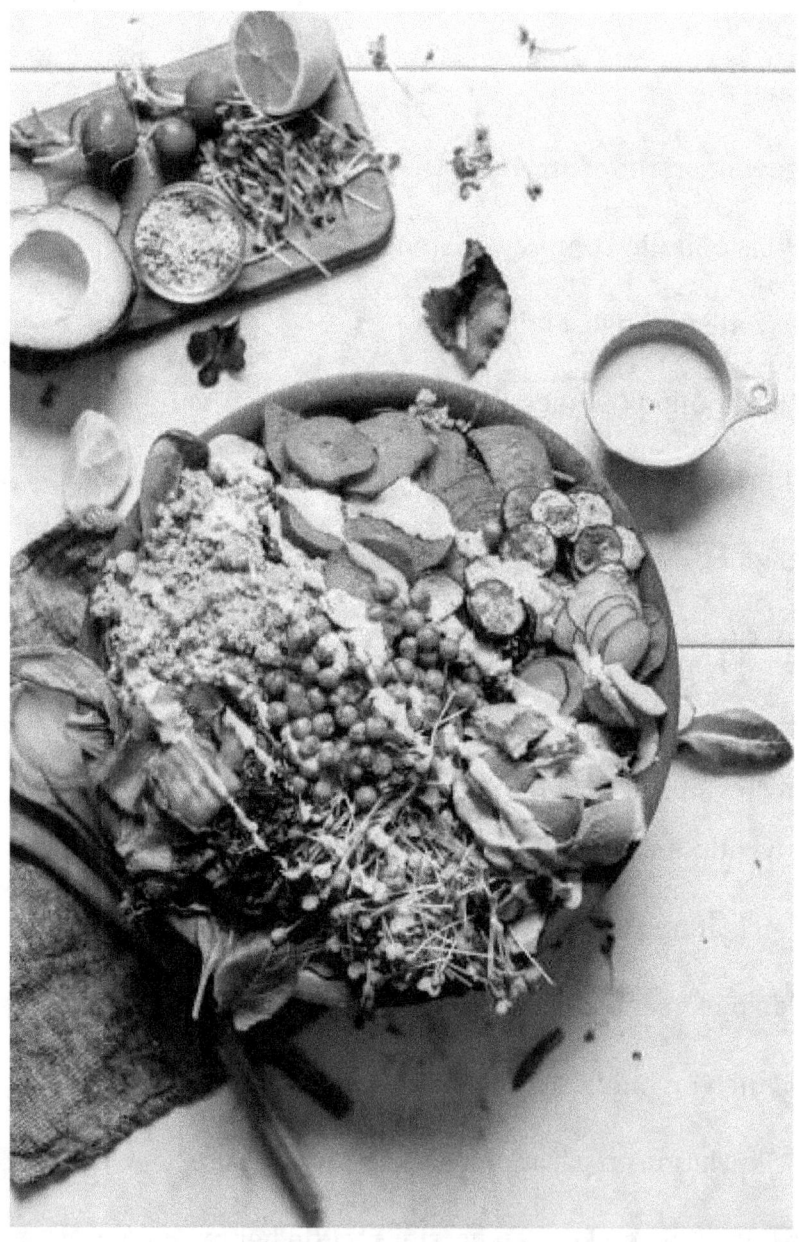

Levantijnse salade met kikkererwten en erwten

Materiaal

½ glas extra vergine olijfolie

1 eetlepel garam masala

2 blikjes kikkererwten (14 oz), uitgelekt en afgespoeld

Zak van 1/2 pond gemengde ontbijtgranen

½ kilo diepvrieserwten

2 citroenen geschild en uitgeperst

1 groot pakje peterselie, blaadjes grof gesneden

1 groot muntblad, grof gehakt

0,5 kg grof gesneden radijs

1 komkommer

granaatappelpitjes, om te serveren

Verwarm de oven voor op 392 graden Fahrenheit.

Voeg 1 kopje garam masala-olie en een snufje zout toe.

Combineer dit met de kikkererwten in een grote pan en kook gedurende 15 minuten. Of tot ze knapperig zijn.

Voeg de gemengde granen, erwten en citroenschil toe.

Meng en zet ongeveer 10 minuten in de oven.

Bestrooi met de kruiden, radijsjes, komkommers, resterende olie en citroensap.

Breng op smaak met zout en garneer met granaatappelpitjes.

wortel-kardemomsoep

Materiaal

1 grote rode ui fijngesneden

4 teentjes grof geperste knoflook

1 grote wortel fijn geraspt

kleine stukjes geschilde en fijngehakte gember

2 eetlepels olijfolie

snufje kurkuma

10 kardemompeulenzaden

1 theelepel komijn, zaden of gemalen

rode linzen

1 kopje lichte kokosmelk

schil en sap van 1 citroen

Een snufje rode pepervlokken

een handvol gehakte peterselie

Verhit een beetje olie in een koekenpan en bak de uien, knoflook, wortels en gember tot ze gaar zijn.

Voeg kurkuma, kardemom en komijn toe.

Kook nog een paar minuten tot de kruiden geurig zijn.

Voeg linzen, kokosmelk en 1 kopje water toe.

Laat sudderen tot de linzen gaar zijn, 15 minuten.

Meng in een staafmixer en pureer de soep tot een dikke massa.

Garneer met citroenschil en sap.

Breng op smaak met zout, peper en kruiden.

Doe het in een kom en bestrooi met citroenschil.

Pilaf van bloemkool en basmatirijst

Materiaal

1 eetlepel olijfolie

2 grote rode uien, in plakjes gesneden

1 eetlepel currypasta naar keuze

1/2 kilo basmatirijst

bloemkool bloemkool

1 kg kikkererwten, afgespoeld en uitgelekt

2 kopjes groentebouillon

1/8 kop geroosterde amandelen

een handvol gehakte koriander

Verhit de slaolie in een koekenpan en bak de uien op middelhoog vuur in 5 minuten goudbruin.

Currypasta toevoegen en 1 minuut laten koken.

Voeg rijst, bloemkool en kikkererwten toe;

Combineer dit alles en kleed je aan.

Voeg de sojasaus toe en meng goed.

Dek af en laat 12 1/2 minuut sudderen, of tot de rijst en bloemkool zacht en droog zijn.

Voeg de amandelen en koriander toe.

veganistische koolsalade

Materiaal

1/4 grote kool (375 gram) gehakt met een mes of mandoline

1 grote wortel (geschild en gehakt)

1/2 witte ui, in dunne plakjes gesneden

Kruiden

3 eetlepels aquafaba (kookvocht van kikkererwten)

½ kopje canola-olie

1 eetlepel appelazijn

2 eetlepels citroensap

2 eetlepels honing

1/2 theelepel zeezout of meer

Meng de groenten in een kom.

Doe de aquafaba in een blender en giet langzaam de olie erbij.

Voeg de overige sausingrediënten toe en meng.

Giet deze dressing over de groenten en roer door elkaar.

Breng op smaak met zout.

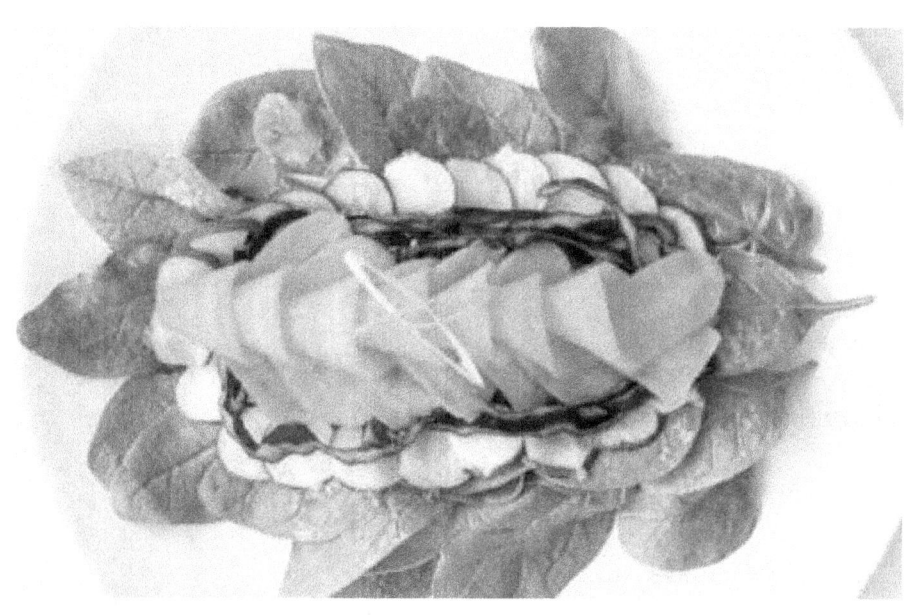

avocado-roompasta

Materiaal

2 avocado's (geschild en in blokjes)

3 teentjes knoflook, fijngehakt

1/2 citroensap

1/4 kop ongezoete amandelmelk

1/4 kopje water

zeezout, naar smaak

chilivlokken naar smaak

4 kerstomaatjes, gehalveerd om te versieren (optioneel)

2 kopjes gekookte pasta

Meng de avocado, knoflook en citroensap in een blender.

Voeg langzaam de amandelmelk en het water toe aan het mengsel.

Voeg zeezout en rode pepervlokken toe.

Breng op smaak met gekookte pasta.

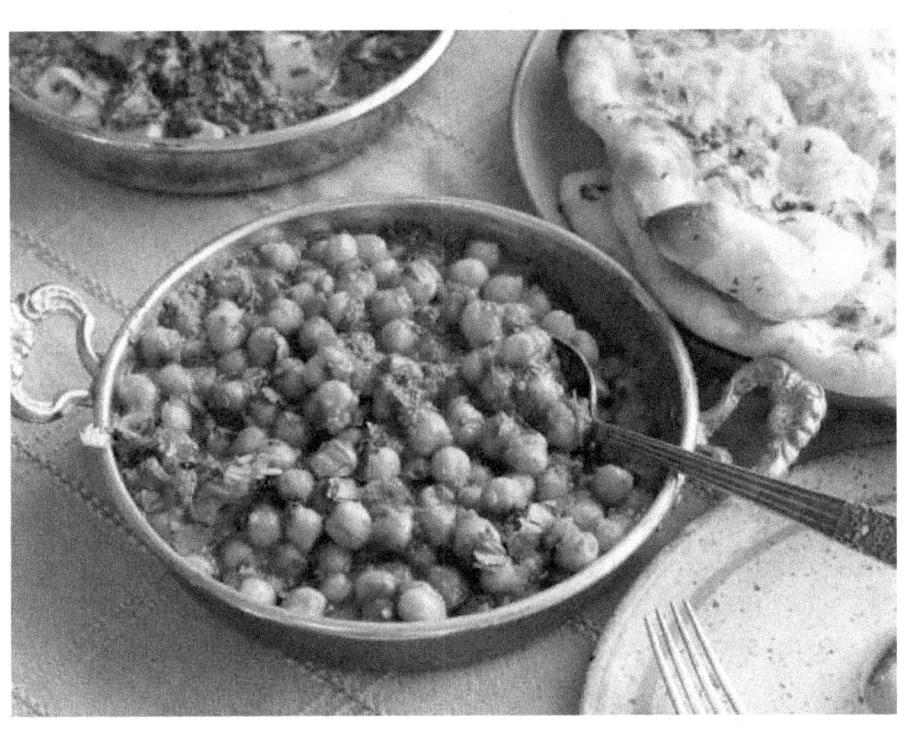

Veganistische Quorn-salade

16 ons. Gekookte maïs

2 eetlepels. vers citroensap

1 stengel bleekselderij, in blokjes gesneden

1/3 kop gehakte groene uien

1 kopje veganistische mayonaise

1 theelepel. Engelse mosterd

zeezout, passende hoeveelheid peper

Meng het citroensap, de selderij en de uien goed.

Voeg vegan mayonaise en mosterd toe aan dit mengsel.

Breng op smaak met zout en peper.

Serveer koud.

veganistische macaroni en kaas

Materiaal

3 1/2 kopjes elleboogpasta

1/2 kop veganistische margarine

1/2 kopje bloem

3 1/2 kopjes kokend water

1-2 eetlepels. zeezout

2 eetlepels. sojasaus

1 1/2 theelepel knoflookpoeder

snufje kurkuma

1/4 kop olijfolie

1 kopje edelgistvlokken

Spaanse paprika, naar smaak

Verwarm de oven voor op 350 ° F.

Kook elleboogpasta volgens de aanwijzingen op de verpakking.

Kook de noedels.

Smelt de vegan margarine in een pan op laag vuur.

Voeg de bloem toe en meng.

Blijf roeren en verwarm op middelhoog vuur tot het glad en bruisend is.

Voeg kokend water, zout, sojasaus, knoflookpoeder en kurkuma toe en meng.

Blijf roeren totdat het oplost.

Eenmaal ingedikt, combineer de olie en gistvlokken.

Roer 3/4 van de saus door de noedels en voeg toe aan de pan.

Giet de rest van de saus erbij en breng op smaak met de paprika.

Kook gedurende 15 minuten.

Kook een paar minuten tot ze knapperig zijn.

Mexicaanse Angel Hair-noedelsoep

5 grote tomaten in grote blokjes gesneden

1 middelgrote rode ui, in grote blokjes gesneden

3 teentjes knoflook

2 eetlepels. Olijfolie

16 ons. engelenhaardeeg, gevouwen in stukjes van 1 inch

32 ons soep

1/2 theelepel zeezout

1/2 theelepel zwarte peper

2 eetlepels. oorsprong

2 eetlepels. komijn

rode pepervlokken, gehakte serranopepers of in blokjes gesneden jalapenos (optioneel)

koriander, sojasaus, gesneden avocado om te versieren (optioneel)

Snijd de tomaten, rode uien, knoflook en olie.

Doe het in een kom en verwarm op middelhoog vuur.

Voeg de noedels, bouillon, zout, peper, oregano en komijn toe.

Voeg de chili, serrano chili toe.

Kook gedurende 13 1/2 minuut en laat sudderen tot de noedels gaar zijn.

Garneer met koriander, sojasaus of avocado.

veganistische pizza

Materiaal

1 stuk vegan naan (Indiase pannenkoek)

2 eetlepels. ketchup

1/4 kopje geraspte veganistische mozzarella (merk Daiya)

1/4 kop gehakte verse champignons

3 dunne plakjes tomaat

2 veganistische Quorn-gehaktballetjes, ontdooid (indien bevroren) en gehakt

1 theelepel. veganistische Parmezaanse kaas

snufje gedroogde basilicum

Een snufje gedroogde oregano

1/2 theelepel zeezout

Verwarm de oven voor op 350ºC.

Schik de naan op het dienblad.

Verdeel de saus gelijkmatig erover en bestrooi met de helft van de vegan mozzarella.

Voeg champignons, plakjes tomaat en stukjes veganistische gehaktbal toe.

Bestrijk met de overgebleven vegan mozzarella.

Bestrooi lichtjes met vegan parmezaanse kaas, basilicum en oregano.

Kook gedurende 25 minuten.

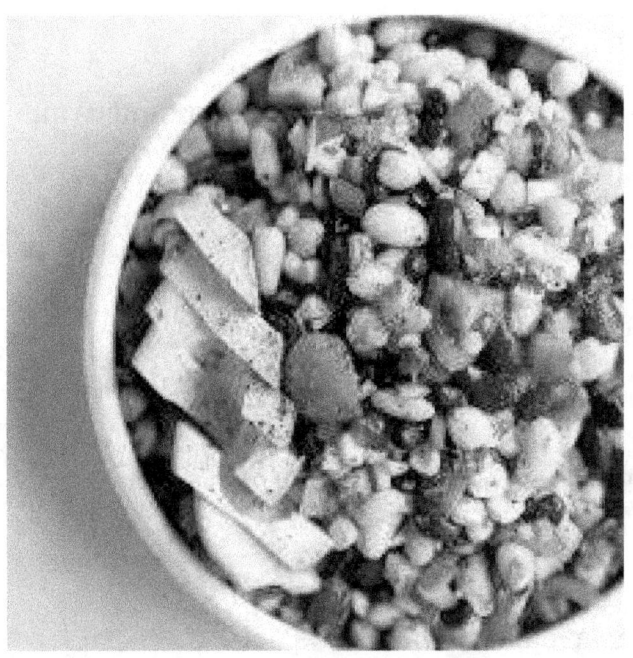

Salade van aardbeien en boerenkool

Materiaal

1 bos kool, gesteeld en in kleine stukjes gesneden

1 pond aardbeien, in plakjes gesneden

1/4 kopje gesneden amandelen

Kruiden

1 citroensap

3 eetlepels extra vergine olijfolie

1 eetlepel. Honing

1/8 theelepel zeezout

1/8 theelepel witte peper

3-4 eetlepels sinaasappelsap

Doe de kool, aardbeien en amandelen in een kom.

Meng alle ingrediënten voor de dressing en giet het over de salade.

Serveert 3-4 personen

gefrituurde tofu

1 pakje stevige tofu, uitgelekt en verkruimeld

1/2 citroensap

1/2 theelepel zout

1/2 theelepel Indiase saffraan

1 eetlepel. extra vergine olijfolie

1/4 kopje gehakte paprika

1/4 kopje gehakte rode ui

3 teentjes knoflook, fijngehakt

1 eetlepel. gehakte peterselie

1 eetlepel. veganistische spekblokjes (optioneel)

Peper naar smaak)

Doe de tofu, het citroensap, het zout en de kurkuma in een kom en meng goed.

Verhit de olie op middelhoog vuur en voeg de knoflook, ui en paprika toe.

Bak gedurende 2 1/2 minuut of tot ze gaar zijn.

Voeg het tofumengsel toe en kook gedurende 15 minuten.

Garneer met peterselie, sojaspek en peper.

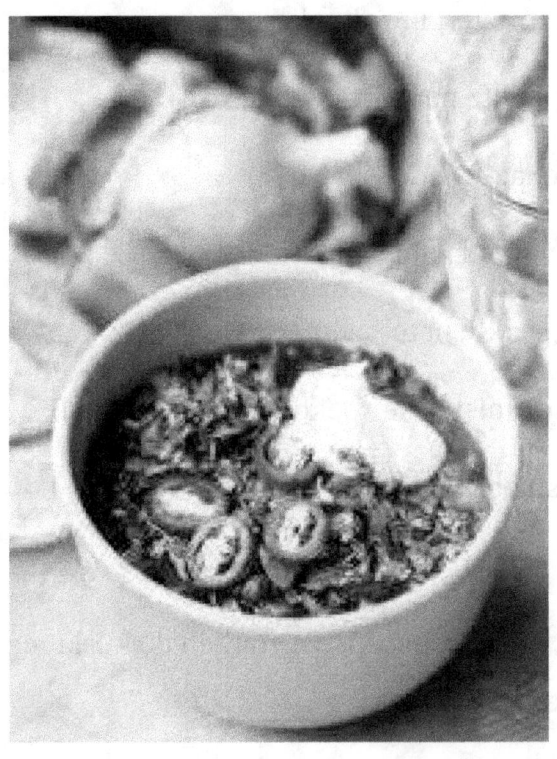

gebakken spinazie

1 pakje stevige spinazie, afgespoeld en uitgelekt

1/2 citroensap

1/2 theelepel zout

1/2 theelepel Indiase saffraan

1 eetlepel. extra vergine olijfolie

1/4 kopje gehakte paprika

1/4 kopje gehakte rode ui

3 teentjes knoflook, fijngehakt

1 eetlepel. gehakte peterselie

1 eetlepel. veganistische spekblokjes (optioneel)

Peper naar smaak)

Meng spinazie, citroensap, zout en kurkuma in een kom.

Verhit de olie op middelhoog vuur en voeg de knoflook, ui en paprika toe.

Bak gedurende 2 1/2 minuut of tot ze gaar zijn.

Voeg het tofumengsel toe en kook gedurende 15 minuten.

Garneer met peterselie, sojaspek en peper.

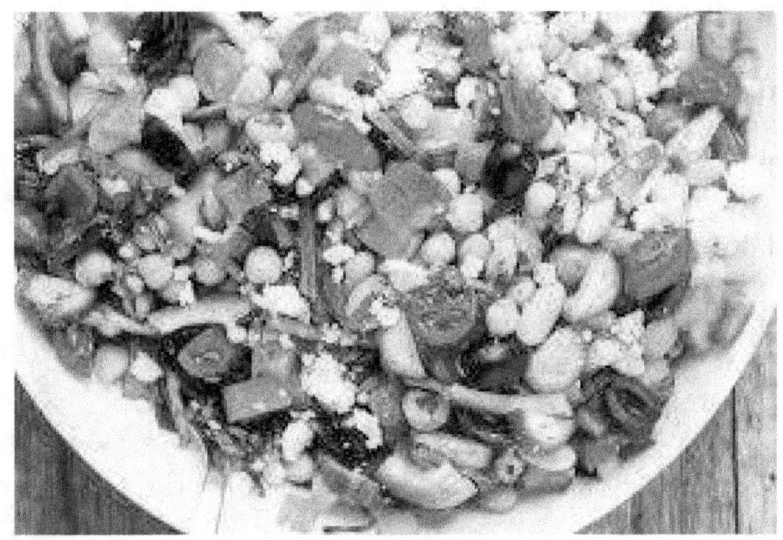

rode waterkers

1 pakje stille waterkers, afgespoeld en uitgelekt

1/2 citroensap

1/2 theelepel zout

1/2 theelepel Indiase saffraan

1 eetlepel. extra vergine olijfolie

1/4 kopje gehakte paprika

1/4 kopje gehakte rode ui

3 teentjes knoflook, fijngehakt

1 eetlepel. gehakte peterselie

1 eetlepel. veganistische spekblokjes (optioneel)

Peper naar smaak)

Meng de waterkers, het citroensap, het zout en de kurkuma goed in een kom.

Verhit de olie op middelhoog vuur en voeg de knoflook, ui en paprika toe.

Bak gedurende 2 1/2 minuut of tot ze gaar zijn.

Voeg het tofumengsel toe en kook gedurende 15 minuten.

Garneer met peterselie, sojaspek en peper.

gebakken kool

1 pakje boerenkool, gewassen en uitgelekt

1/2 citroensap

1/2 theelepel zout

1/2 theelepel Indiase saffraan

1 eetlepel. extra vergine olijfolie

1/4 kopje gehakte paprika

1/4 kopje gehakte rode ui

3 teentjes knoflook, fijngehakt

1 eetlepel. gehakte peterselie

1 eetlepel. veganistische spekblokjes (optioneel)

Peper naar smaak)

Meng de kool, het citroensap, het zout en de kurkuma in een kom goed.

Verhit de olie op middelhoog vuur en voeg de knoflook, ui en paprika toe.

Bak gedurende 2 1/2 minuut of tot ze gaar zijn.

Voeg het tofumengsel toe en kook gedurende 15 minuten.

Garneer met peterselie, sojaspek en peper.

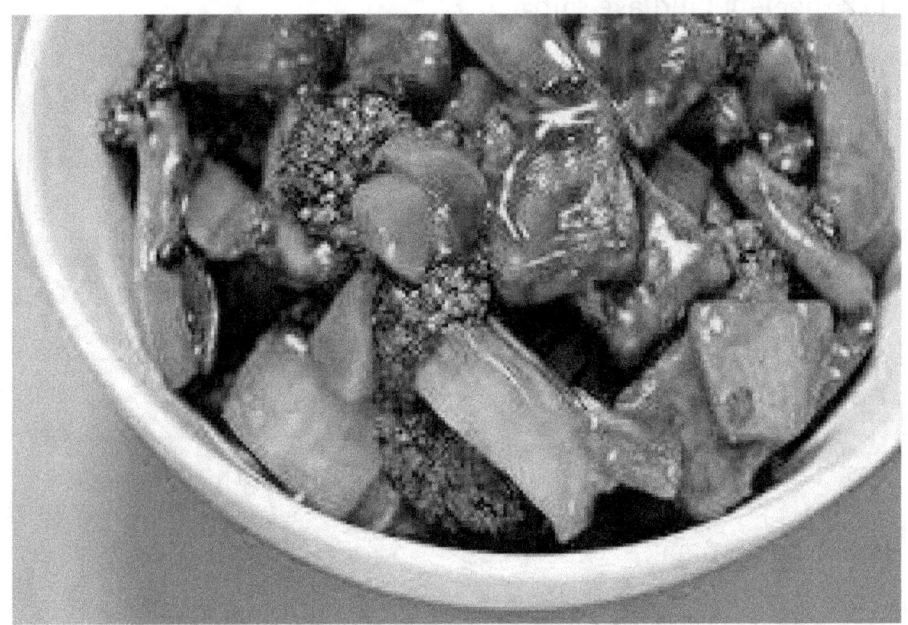

Geroerbakte paksoi

1 bosje paksoi, afgespoeld en uitgelekt

1/2 theelepel zout

1/2 theelepel Indiase saffraan

1 eetlepel. extra vergine olijfolie

1/4 kopje gehakte paprika

1/4 kopje gehakte rode ui

3 teentjes knoflook, fijngehakt

1 eetlepel. gehakte peterselie

1 eetlepel. veganistische spekblokjes (optioneel)

Peper naar smaak)

Doe de paksoi en het zout in een kom en meng goed.

Verhit de olie op middelhoog vuur en voeg de knoflook, ui en paprika toe.

Bak gedurende 2 1/2 minuut of tot ze gaar zijn.

Voeg het tofumengsel toe en kook gedurende 15 minuten.

Garneer met peterselie, sojaspek en peper.

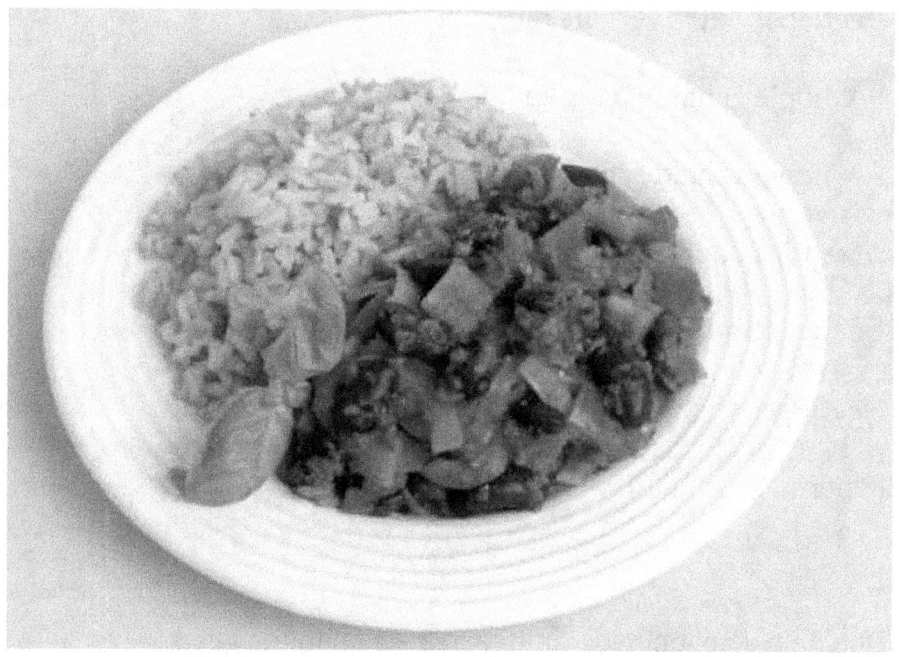

Choi Sum zoute chips

1 bos boerenkool, gewassen en uitgelekt

1/2 theelepel zeezout

1 eetlepel. sesamolie

1/4 kopje gehakte paprika

1/4 kopje gehakte rode ui

3 teentjes knoflook, fijngehakt

1 eetlepel. gehakte peterselie

1 eetlepel. veganistische spekblokjes (optioneel)

Peper naar smaak)

Meng in een bakje de hoeveelheid bloem en zout goed.

Verhit de olie op middelhoog vuur en voeg de knoflook, ui en paprika toe.

Bak gedurende 2 1/2 minuut of tot ze gaar zijn.

Voeg het tofumengsel toe en kook gedurende 15 minuten.

Garneer met peterselie, sojaspek en peper.

gebakken broccoli

20 stukken. broccoli, spoelen, spoelen, uitlekken

1/2 citroensap

1/2 theelepel zout

1/2 theelepel Indiase saffraan

1 eetlepel. extra vergine olijfolie

1/4 kopje gehakte paprika

1/4 kopje gehakte rode ui

3 teentjes knoflook, fijngehakt

1 eetlepel. gehakte peterselie

1 eetlepel. veganistische spekblokjes (optioneel)

Peper naar smaak)

Meng broccoli, citroensap, zout en kurkuma in een kom.

Verhit de olie op middelhoog vuur en voeg de knoflook, ui en paprika toe.

Bak gedurende 2 1/2 minuut of tot ze gaar zijn.

Voeg het tofumengsel toe en kook gedurende 15 minuten.

Garneer met peterselie, sojaspek en peper.

veganistische gevulde pizza

Materiaal

1 doos pizzadeeg (of zelfgemaakt)

1 blokje zuivelvrije vegan mozzarella, gehakt

1/3 kop veganistische pizzasaus

1 middelgrote tomaat, in dunne plakjes gesneden

Snijd 3 verse basilicumblaadjes grof en besprenkel met olijfolie

1 eetlepel. extra vergine olijfolie

Verwarm de oven voor op 450 °.

Rol het pizzadeeg uit tot de gewenste dikte en leg het op een licht ingevette en met bloem bestoven bakplaat.

Leg de vegan mozzarella op de rand van de pizza en rol de randen van het deeg in elke strook en druk deze naar beneden zodat er een kaaszakje ontstaat.

Snijd de rest van de lactosevrije mozzarella fijn.

Verdeel de pizzasaus over het deeg en bestrooi met geraspte vegan kaas.

Versier met plakjes tomaat en basilicumblaadjes.

Bak gedurende 20 minuten of tot het deeg goudbruin is.

veganistische Alfredo-saus

1/4 kopje veganistische margarine

3 teentjes knoflook, fijngehakt

2 kopjes gekookte witte bonen, gewassen en uitgelekt

1 1/2 kopjes ongezoete amandelmelk

zeezout, passende hoeveelheid peper

peterselie (optioneel)

Smelt de vegan margarine op laag vuur.

Voeg knoflook toe en kook 2 1/2 minuut.

Breng over naar de keukenmachine en voeg bonen en 1 kopje amandelmelk toe.

Mixen tot een gladde substantie.

Giet de saus in een pan, verwarm op laag vuur en breng op smaak met zout en peper.

Voeg de peterselie toe.

Kook tot het gaar is.

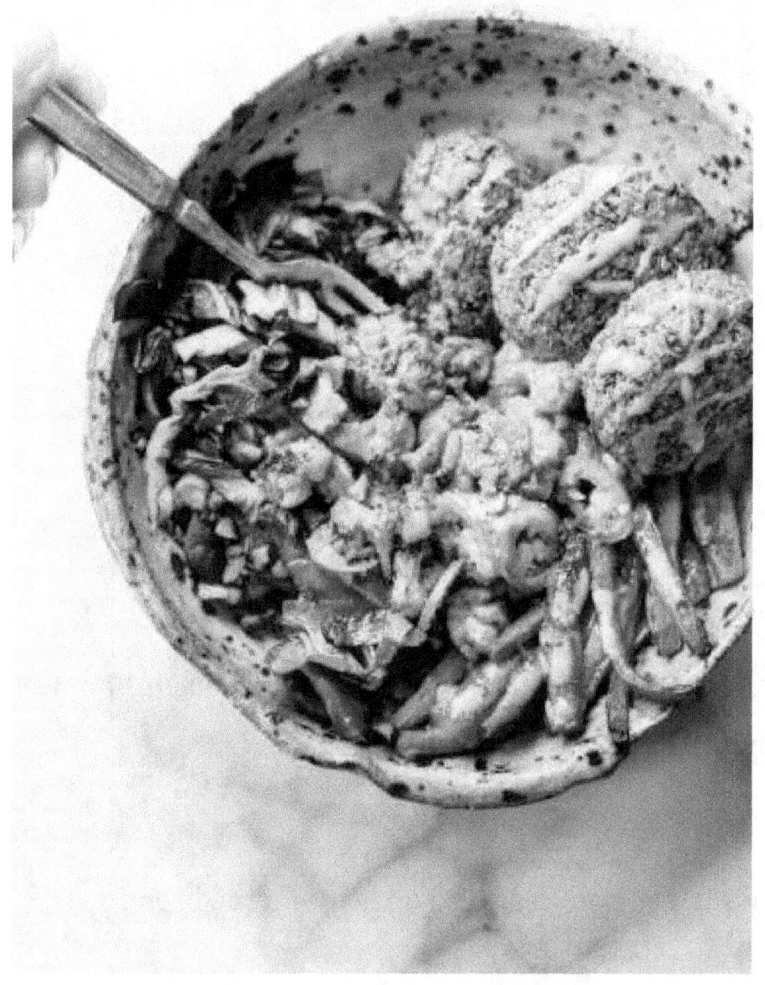

Broodje avocadosalade

1 15 oz ingeblikte kikkererwten, gespoeld, uitgelekt en gepeld

1 grote rijpe avocado

1/4 kop gehakte verse koriander

2 eetlepels. gehakte groene ui

Sap van 1 limoen

zeezout, passende hoeveelheid peper

je favoriete brood

sla

tomaat

Pureer de kikkererwten en avocado met een vork.

Voeg koriander, groene ui en limoensap toe en meng.

Kruid met peper en zout.

Besmeren op brood naar keuze en decoreren met sla en tomaat.

veganistische fajita's

Materiaal

1 blikje (15 oz) bonen

1 blik pintobonen (15 oz), uitgelekt en afgespoeld

1/4 kopje dressing

1 rode ui fijngesneden

1 groene paprika, fijngehakt

2 eetlepels limoensap

2 eetlepels fajita-kruidenmix (zie hieronder)

tortilla

fajita kruidenmix

1 eetlepel. maïszetmeel

2 theelepels chilipoeder

1 theelepel Spaanse paprika

1 theelepel honing

1/2 theelepel zeezout

1/2 theelepel uienpoeder

Knoflookpoeder 1/2 theelepel

1/2 theelepel gemalen komijn

1/8 theelepel cayennepeper

Kook de salsa en de bonen tot ze gaar zijn.

Voeg fajitakruiden toe en meng (laat 2 theelepels achter). Meng de ingrediënten in een kleine kom.

Fruit de ui, paprika en 2 theelepels kruiden, meng met water en limoensap

Ga door totdat de vloeistof verdampt en de groenten bruin beginnen te worden.

Schik de bonen in het midden van de tortilla.

Bestrooi met gebakken groenten en kruiden.

Oprollen en serveren.

sla- en tomatensalade

Materiaal:

8 oz veganistische kaas

6 kopjes botersla, 3 noedels, gehakt

1/4 Europese komkommer of komkommer zonder zaadjes, in de lengte gehalveerd en in dunne plakjes gesneden

3 eetlepels gehakte of gehakte bieslook

16 kerstomaatjes

1/2 kopje gesneden walnoten

1/4 witte ui, in plakjes gesneden

2-3 eetlepels gehakte dragonblaadjes

Zout en peper naar smaak

jurk

1 gesnipperde ui

1 eetlepel gedistilleerde witte azijn

1/4 citroen uitgeperst, ongeveer 2 theelepels

1/4 kop extra vergine olijfolie

Voorbereiding

Meng alle ingrediënten voor de dressing in een keukenmachine.

Combineer met de andere ingrediënten en meng goed.

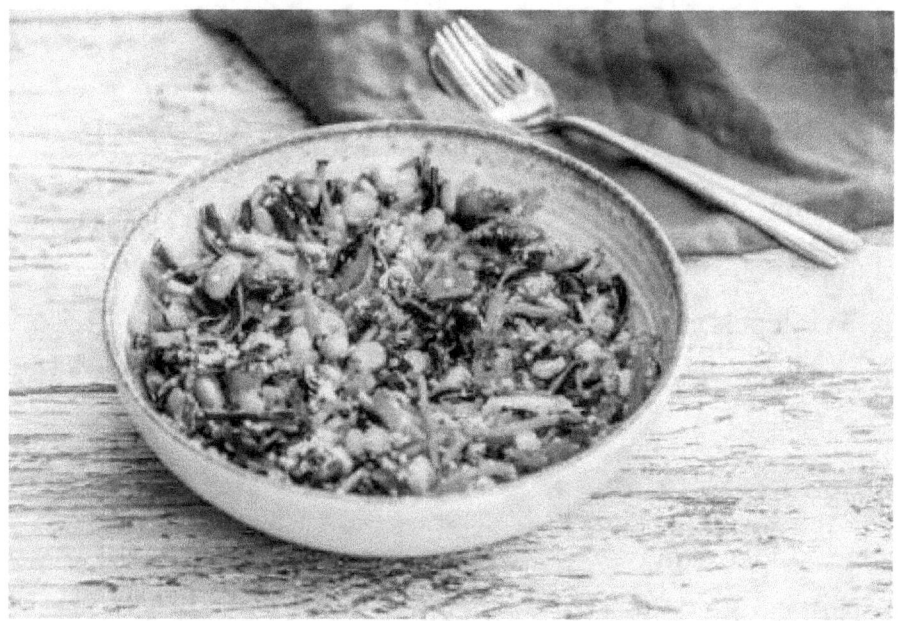

Frise en amandelsalade

Materiaal:

8 oz veganistische kaas

6-7 kopjes Frise-sla, 3 stuks, gehakt

1/4 Europese komkommer of komkommer zonder zaadjes, in de lengte gehalveerd en in dunne plakjes gesneden

3 eetlepels gehakte of gehakte bieslook

16 kerstomaatjes

1/2 kopje gesneden amandelen

1/4 witte ui, in plakjes gesneden

2-3 eetlepels gehakte dragonblaadjes

Zout en peper naar smaak

jurk

1 gesnipperde ui

1 eetlepel gedistilleerde witte azijn

1/4 citroen uitgeperst, ongeveer 2 theelepels

1/4 kop extra vergine olijfolie

Voorbereiding

Meng alle ingrediënten voor de dressing in een keukenmachine.

Combineer met de andere ingrediënten en meng goed.

Romaine sla en cashewsalade

Materiaal:

8 oz veganistische kaas

6-7 kopjes Romeinse sla, 3 bosjes, gehakt

1/4 Europese komkommer of komkommer zonder zaadjes, in de lengte gehalveerd en in dunne plakjes gesneden

3 eetlepels gehakte of gehakte bieslook

16 kerstomaatjes

1/2 kop gesneden cashewnoten

1/4 witte ui, in plakjes gesneden

2-3 eetlepels gehakte rozemarijnblaadjes

Zout en peper naar smaak

jurk

1 gesnipperde ui

1 eetlepel gedistilleerde witte azijn

1/4 citroen uitgeperst, ongeveer 2 theelepels

1/4 kop extra vergine olijfolie

Voorbereiding

Meng alle ingrediënten voor de dressing in een keukenmachine.

Combineer met de andere ingrediënten en meng goed.

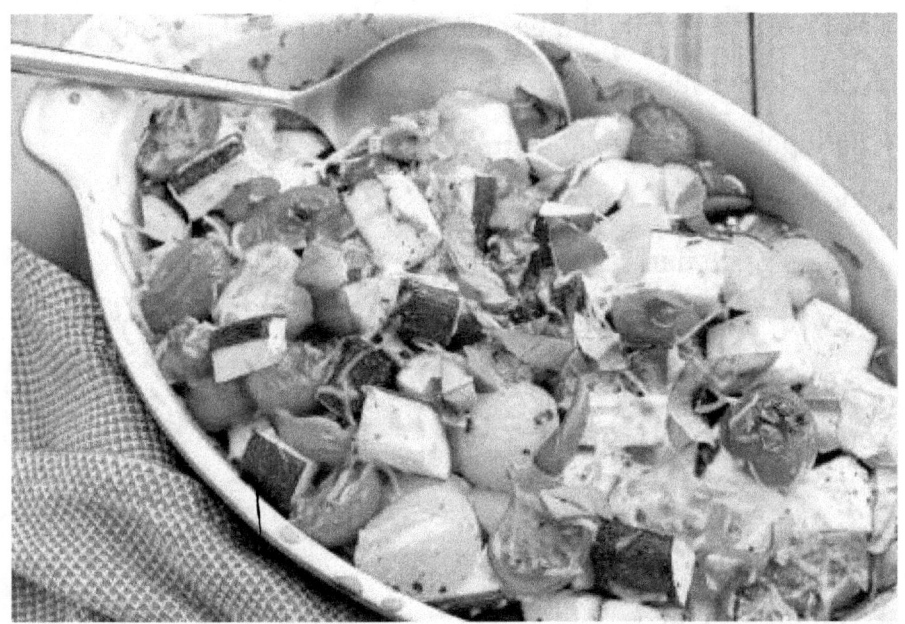

Salade van ijsbergsla en pinda's

Materiaal:

6-7 kopjes ijsbergsla, 3 pasteitjes, gehakt

1/4 gezaaide komkommer, in de lengte gehalveerd en in dunne plakjes gesneden

3 eetlepels gehakte of gehakte bieslook

16 kerstomaatjes

1/2 kop pinda's

1/4 vidara-ui, in plakjes gesneden

2-3 eetlepels gehakte tijmblaadjes

Zout en peper naar smaak

8 oz veganistische kaas

jurk

1 gesnipperde ui

1 eetlepel gedistilleerde witte azijn

1/4 citroen uitgeperst, ongeveer 2 theelepels

1/4 kop extra vergine olijfolie

1/2 theelepel Engelse mosterd

Voorbereiding

Meng alle ingrediënten voor de dressing in een keukenmachine.

Combineer met de andere ingrediënten en meng goed.

Salade van fris en walnoten

Materiaal:

7 kopjes gebakken sla, 3 bosjes, gehakt

1/4 komkommer (in de lengte doormidden gesneden en in dunne plakjes gesneden)

3 eetlepels gehakte of gehakte bieslook

16 kerstomaatjes

1/2 kop gehakte walnoten

1/4 witte ui, in plakjes gesneden

2-3 eetlepels gehakte dragonblaadjes

Zout en peper naar smaak

8 oz veganistische kaas

jurk

1 gesnipperde ui

1 eetlepel gedistilleerde witte azijn

1/4 citroen uitgeperst, ongeveer 2 theelepels

1/4 kop extra vergine olijfolie

Voorbereiding

Meng alle ingrediënten voor de dressing in een keukenmachine.

Combineer met de andere ingrediënten en meng goed.

sla- en walnootsalade

Materiaal:

6-7 kopjes botersla, 3 beurten, gehakt

1/4 Europese komkommer of komkommer zonder zaadjes, in de lengte gehalveerd en in dunne plakjes gesneden

3 eetlepels gehakte of gehakte bieslook

16 kerstomaatjes

1/2 kopje gesneden walnoten

1/4 rode ui fijngesneden

2-3 eetlepels gehakte dragonblaadjes

Zout en peper naar smaak

8 oz veganistische kaas

jurk

1 gesnipperde ui

1 eetlepel gedistilleerde witte azijn

1/4 citroen uitgeperst, ongeveer 2 theelepels

1/4 kop extra vergine olijfolie

1 eetlepel. Mayonaise zonder eieren

Voorbereiding

Meng alle ingrediënten voor de dressing in een keukenmachine.

Combineer met de andere ingrediënten en meng goed.

Romeinse sla, kerstomaatjes en amandelsalade

Materiaal:

6-7 kopjes Romeinse sla, 3 bosjes, geschild

1/4 Europese komkommer of komkommer zonder zaadjes, in de lengte gehalveerd en in dunne plakjes gesneden

3 eetlepels gehakte of gehakte bieslook

16 kerstomaatjes

1/2 kopje gesneden amandelen

1/4 witte ui, in plakjes gesneden

2 eetlepels. Kruiden uit de Provence

Zout en peper naar smaak

6 oz veganistische kaas

jurk

1 gesnipperde ui

1 eetlepel gedistilleerde witte azijn

1/4 citroen uitgeperst, ongeveer 2 theelepels

1/4 kop extra vergine olijfolie

Voorbereiding

Meng alle ingrediënten voor de dressing in een keukenmachine.

Combineer met de andere ingrediënten en meng goed.

Tomaat-walnootsalade met sla

Materiaal:

7 kopjes sla, 3 bosjes, gehakt

1/4 Europese komkommer of komkommer zonder zaadjes, in de lengte gehalveerd en in dunne plakjes gesneden

3 eetlepels gehakte of gehakte bieslook

16 kerstomaatjes

1/2 kopje gesneden walnoten

1/4 witte ui, in plakjes gesneden

2-3 eetlepels gehakte dragonblaadjes

Zout en peper naar smaak

8 oz veganistische kaas

jurk

1 gesnipperde ui

1 eetlepel gedistilleerde witte azijn

1/4 citroen uitgeperst, ongeveer 2 theelepels

1/4 kop extra vergine olijfolie

Mayonaise zonder eieren

Voorbereiding

Meng alle ingrediënten voor de dressing in een keukenmachine.

Combineer met de andere ingrediënten en meng goed.

Boston slasalade met tomaten en amandelen

Materiaal:

6 kopjes Boston-sla, 3 bosjes, geschild

1/4 Europese komkommer of komkommer zonder zaadjes, in de lengte gehalveerd en in dunne plakjes gesneden

3 eetlepels gehakte of gehakte bieslook

16 kerstomaatjes

1/2 kopje gesneden amandelen

1/4 rode ui fijngesneden

2-3 eetlepels gehakte dragonblaadjes

Zout en peper naar smaak

8 oz veganistische kaas

jurk

1 gesnipperde ui

1 eetlepel gedistilleerde witte azijn

1/4 citroen uitgeperst, ongeveer 2 theelepels

1/4 kop extra vergine olijfolie

1 theelepel. Dijon mosterd

Voorbereiding

Meng alle ingrediënten voor de dressing in een keukenmachine.

Combineer met de andere ingrediënten en meng goed.

Salade van komkommer en amandelsla

Materiaal:

6-7 kopjes sla, 3 bosjes, geschild

1/4 komkommer (in de lengte doormidden gesneden en in dunne plakjes gesneden)

3 eetlepels gehakte of gehakte bieslook

2 mango's in blokjes gesneden

1/2 kopje gesneden amandelen

1/4 witte ui, in plakjes gesneden

2-3 eetlepels gehakte dragonblaadjes

Zout en peper naar smaak

8 oz veganistische kaas

jurk

1 gesnipperde ui

1 eetlepel gedistilleerde witte azijn

1/4 limoen, geperst, ongeveer 2 theelepels

1/4 kop extra vergine olijfolie

1 eetlepel. Honing

1 theelepel. Engelse mosterd

Voorbereiding

Meng alle ingrediënten voor de dressing in een keukenmachine. Combineer met de andere ingrediënten en meng goed.

Slasalade met kerstomaatjes en macadamianoten

Materiaal:

7 kopjes stengelsla, 3 bosjes, gehakt

1/4 Europese komkommer of komkommer zonder zaadjes, in de lengte gehalveerd en in dunne plakjes gesneden

3 eetlepels gehakte of gehakte bieslook

16 kerstomaatjes

1/2 kop macadamianoten

1/4 rode ui fijngesneden

2-3 eetlepels verse tijm

Zout en peper naar smaak

8 oz veganistische kaas

jurk

1 gesnipperde ui

1 eetlepel gedistilleerde witte azijn

1/4 citroen uitgeperst, ongeveer 2 theelepels

1/4 kop extra vergine olijfolie

1 eetlepel. Honing

1 theelepel. Dijon mosterd

Voorbereiding

Meng alle ingrediënten voor de dressing in een keukenmachine.

Combineer met de andere ingrediënten en meng goed.

Slasalade met kerstomaatjes en cashewnoten

Materiaal:

7 kopjes botersla, 3 noedels, gehakt

1/4 Europese komkommer of komkommer zonder zaadjes, in de lengte gehalveerd en in dunne plakjes gesneden

3 eetlepels gehakte of gehakte bieslook

15 kerstomaatjes

1/2 kopje cashewnoten

1/4 witte ui, in plakjes gesneden

2-3 eetlepels gehakte dragonblaadjes

Zout en peper naar smaak

8 oz veganistische kaas

jurk

1 gesnipperde ui

1 eetlepel gedistilleerde witte azijn

1/4 citroen uitgeperst, ongeveer 2 theelepels

1/4 kop extra vergine olijfolie

Voorbereiding

Meng alle ingrediënten voor de dressing in een keukenmachine.

Combineer met de andere ingrediënten en meng goed.

Romaine sla, cherrytomaat en macadamia notensalade

Materiaal:

6½ kopjes Romeinse sla, 3 bosjes, geschild

1/4 Europese komkommer of komkommer zonder zaadjes, in de lengte gehalveerd en in dunne plakjes gesneden

3 eetlepels gehakte of gehakte bieslook

16 kerstomaatjes

1/2 kop macadamianoten

1/4 witte ui, in plakjes gesneden

2-3 eetlepels gehakte dragonblaadjes

Zout en peper naar smaak

8 oz veganistische kaas

jurk

1 gesnipperde ui

1 eetlepel gedistilleerde witte azijn

1/4 citroen uitgeperst, ongeveer 2 theelepels

1/4 kop extra vergine olijfolie

Voorbereiding

Meng alle ingrediënten voor de dressing in een keukenmachine.

Combineer met de andere ingrediënten en meng goed.

Appel-Walnoot Ijsbergsla Salade

Materiaal:

8 oz veganistische kaas

6-7 kopjes ijsbergsla, 3 pasteitjes, gehakt

1/4 Europese komkommer of komkommer zonder zaadjes, in de lengte gehalveerd en in dunne plakjes gesneden

3 eetlepels gehakte of gehakte bieslook

2 appels, zonder klokhuis en in blokjes van 2 inch gesneden

1/2 kopje gesneden walnoten

1/4 witte ui, in plakjes gesneden

2-3 eetlepels gehakte dragonblaadjes

Zout en peper naar smaak

jurk

1 gesnipperde ui

2 eetlepels gedistilleerde witte azijn

1/4 kop sesamolie

1 theelepel honing

1/2 theelepel eiloze mayonaise

Voorbereiding

Meng alle ingrediënten voor de dressing in een keukenmachine.

Combineer met de andere ingrediënten en meng goed.

Tomaat-amandelsalade

Materiaal:

8 oz veganistische kaas

7 kopjes losse sla, 3 bosjes, geschild

1/4 Europese komkommer of komkommer zonder zaadjes, in de lengte gehalveerd en in dunne plakjes gesneden

3 eetlepels gehakte of gehakte bieslook

16 kerstomaatjes

1/2 kopje gesneden amandelen

1/4 rode ui fijngesneden

2-3 eetlepels gehakte tijm

Zout en peper naar smaak

jurk

1 gesnipperde ui

1 eetlepel gedistilleerde witte azijn

1/4 citroen uitgeperst, ongeveer 2 theelepels

1/4 kop extra vergine olijfolie

1 eetlepel. Mayonaise zonder eieren

Voorbereiding

Meng alle ingrediënten voor de dressing in een keukenmachine.

Combineer met de andere ingrediënten en meng goed.

Salade met kersen en macadamianoten

Materiaal:

6-7 kopjes Frise-sla, 3 stuks, gehakt

1/4 Europese komkommer of komkommer zonder zaadjes, in de lengte gehalveerd en in dunne plakjes gesneden

3 eetlepels gehakte of gehakte bieslook

16 kersen (pitloos)

1/2 kop macadamianoten

1/4 rode ui fijngesneden

2-3 eetlepels gehakte dragonblaadjes

zeezout, passende hoeveelheid peper

8 oz veganistische kaas

jurk

1 eetlepel. kikkererwten, gehakt

1 eetlepel gedistilleerde witte azijn

1/4 citroen uitgeperst, ongeveer 2 theelepels

1/4 kop extra vergine olijfolie

1 eetlepel. Honing

Voorbereiding

Meng alle ingrediënten voor de dressing in een keukenmachine.

Combineer met de andere ingrediënten en meng goed.

Romaine sla, druiven en walnotensalade

Materiaal:

7 snijsla, 3 bosjes, geschild

1/4 komkommer (in de lengte doormidden gesneden en in dunne plakjes gesneden)

4 eetlepels gehakte of gehakte ui

16 druiven

1/2 kopje gesneden walnoten

1/4 witte ui, in plakjes gesneden

Zout en peper naar smaak

jurk

2 eetlepels gedistilleerde witte azijn

1/4 kop sesamolie

1 theelepel. hoisinesaus

Voorbereiding

Meng alle ingrediënten voor de dressing in een keukenmachine.

Combineer met de andere ingrediënten en meng goed.

Thaise basilicumsalade

Materiaal:

6-7 kopjes botersla, 3 pasteitjes, gehakt

1/4 Europese komkommer of komkommer zonder zaadjes, in de lengte gehalveerd en in dunne plakjes gesneden

3 eetlepels gehakte of gehakte bieslook

16 kerstomaatjes

1/2 kopje walnoten

1/4 witte ui, in plakjes gesneden

2-3 eetlepels gehakte Thaise basilicum

Zout en peper naar smaak

jurk

1 gesnipperde ui

1 eetlepel gedistilleerde witte azijn

1/4 kop sesamolie

1 eetlepel. sambal orek

Voorbereiding

Meng alle ingrediënten voor de dressing in een keukenmachine.

Combineer met de andere ingrediënten en meng goed.

Salade van gerookte sla en dragon

Materiaal:

8 oz veganistische kaas

6-7 kopjes breedbladige sla, 3 bosjes, geschild

1/4 Europese komkommer of komkommer zonder zaadjes, in de lengte gehalveerd en in dunne plakjes gesneden

3 eetlepels gehakte of gehakte bieslook

16 kerstomaatjes

1/2 kopje gesneden amandelen

1/4 witte ui, in plakjes gesneden

2-3 eetlepels gehakte dragonblaadjes

Zout en peper naar smaak

jurk

1 theelepel. komijn

1 theelepel. annatto zaden

1/2 theelepel peper

1 eetlepel gedistilleerde witte azijn

1/4 limoen, geperst, ongeveer 2 theelepels

1/4 kop extra vergine olijfolie

Voorbereiding

Meng alle ingrediënten voor de dressing in een keukenmachine.

Combineer met de andere ingrediënten en meng goed.

Slasalade met muntblaadjes en cashewnoten

Materiaal:

6-7 kopjes breedbladige sla, 3 bosjes, geschild

1/4 Europese komkommer of komkommer zonder zaadjes, in de lengte gehalveerd en in dunne plakjes gesneden

3 eetlepels gehakte of gehakte bieslook

16 druiven

1/2 kopje cashewnoten

1/4 rode ui fijngesneden

2-3 eetlepels gehakte muntblaadjes

Zout en peper naar smaak

8 oz veganistische kaas

jurk

1 gesnipperde ui

1 eetlepel gedistilleerde witte azijn

1/4 limoen, geperst, ongeveer 2 theelepels

1/4 kop extra vergine olijfolie

1 theelepel. Honing

Voorbereiding

Meng alle ingrediënten voor de dressing in een keukenmachine. Combineer met de andere ingrediënten en meng goed.

Salade van tomaat en pindasla

Materiaal:

6-7 kopjes Romeinse sla, 3 bosjes, gehakt

1/4 Europese komkommer of komkommer zonder zaadjes, in de lengte gehalveerd en in dunne plakjes gesneden

3 eetlepels gehakte of gehakte bieslook

16 kerstomaatjes

1/2 kop gesneden pinda's

1/4 gele ui, in plakjes gesneden

Zout en peper naar smaak

8 oz veganistische kaas

jurk

1 gesnipperde ui

1 eetlepel gedistilleerde witte azijn

1/4 citroen uitgeperst, ongeveer 2 theelepels

1/4 kop extra vergine olijfolie

Voorbereiding

Meng alle ingrediënten voor de dressing in een keukenmachine.

Combineer met de andere ingrediënten en meng goed.

Boterslasalade met sinaasappel en amandelen

Materiaal:

6-7 kopjes botersla, 3 pasteitjes, gehakt

1/4 komkommer (in de lengte doormidden gesneden en in dunne plakjes gesneden)

3 eetlepels gehakte of gehakte muntblaadjes

8 mandarijnen (geschild en gehalveerd)

1/2 kopje gesneden amandelen

1/4 witte ui, in plakjes gesneden

Zout en peper naar smaak

8 oz veganistische kaas

jurk

1 gesnipperde ui

1 eetlepel gedistilleerde witte azijn

1/4 limoen, geperst, ongeveer 2 theelepels

1/4 kop sesamolie

1 eetlepel. Honing

Voorbereiding

Meng alle ingrediënten voor de dressing in een keukenmachine.

Combineer met de andere ingrediënten en meng goed.

Simpele salade met tomaat, sla en amandelen

Materiaal:

6-7 kopjes ijsbergsla, 3 pasteitjes, gehakt

1/4 Europese komkommer of komkommer zonder zaadjes, in de lengte gehalveerd en in dunne plakjes gesneden

3 eetlepels gehakte of gehakte bieslook

16 kerstomaatjes

1/2 kopje gesneden amandelen

1/4 rode ui fijngesneden

2 takjes verse rozemarijn

Zout en peper naar smaak

8 oz veganistische kaas

jurk

1 gesnipperde ui

1 eetlepel gedistilleerde witte azijn

1/4 citroen uitgeperst, ongeveer 2 theelepels

1/4 kop extra vergine olijfolie

1 mayonaise zonder eieren

Voorbereiding

Meng alle ingrediënten voor de dressing in een keukenmachine. Combineer met de andere ingrediënten en meng goed.

Romaine slasalade met tomaat en hazelnoten

Materiaal:

6-7 kopjes Romeinse sla, 3 bosjes, geschild

1/4 Europese komkommer of komkommer zonder zaadjes, in de lengte gehalveerd en in dunne plakjes gesneden

3 eetlepels gehakte of gehakte bieslook

16 kerstomaatjes

1/2 kopje hazelnoten

10 zwarte pitloze druiven

2-3 eetlepels gehakte dragonblaadjes

Zout en peper naar smaak

8 oz veganistische kaas

jurk

1 gesnipperde ui

1 eetlepel gedistilleerde witte azijn

1/4 citroen uitgeperst, ongeveer 2 theelepels

1/4 kop extra vergine olijfolie

1 eetlepel. Honing

Voorbereiding

Meng alle ingrediënten voor de dressing in een keukenmachine.

Combineer met de andere ingrediënten en meng goed.

Frisee-slasalade met ui en dragon

Materiaal:

8 oz veganistische kaas

6-7 kopjes Frise-sla, 3 stuks, gehakt

1/4 Europese komkommer of komkommer zonder zaadjes, in de lengte gehalveerd en in dunne plakjes gesneden

3 eetlepels gehakte of gehakte bieslook

16 kerstomaatjes

1/2 kopje gesneden amandelen

1/4 witte ui, in plakjes gesneden

2-3 eetlepels gehakte dragonblaadjes

Zout en peper naar smaak

jurk

1 gesnipperde ui

1 eetlepel gedistilleerde witte azijn

1/4 citroen uitgeperst, ongeveer 2 theelepels

1/4 kop extra vergine olijfolie

Voorbereiding

Meng alle ingrediënten voor de dressing in een keukenmachine.

Combineer met de andere ingrediënten en meng goed.

Salade van gebakken tomaten, amandelen en dragon

Materiaal:

8 oz veganistische kaas

6-7 kopjes Frise-sla, 3 stuks, gehakt

1/4 Europese komkommer of komkommer zonder zaadjes, in de lengte gehalveerd en in dunne plakjes gesneden

3 eetlepels gehakte of gehakte bieslook

16 kerstomaatjes

1/2 kopje gesneden amandelen

1/4 witte ui, in plakjes gesneden

2-3 eetlepels gehakte dragonblaadjes

Zout en peper naar smaak

jurk

1 gesnipperde ui

1 eetlepel gedistilleerde witte azijn

1/4 citroen uitgeperst, ongeveer 2 theelepels

1/4 kop extra vergine olijfolie

Voorbereiding

Meng alle ingrediënten voor de dressing in een keukenmachine.

Combineer met de andere ingrediënten en meng goed.

Frisèsalade van tomaat en hazelnoot

Materiaal:

8 oz veganistische kaas

6-7 kopjes Frise-sla, 3 stuks, gehakt

1/4 Europese komkommer of komkommer zonder zaadjes, in de lengte gehalveerd en in dunne plakjes gesneden

3 eetlepels gehakte of gehakte bieslook

16 kerstomaatjes

1/2 kopje gesneden hazelnoten

1/4 witte ui, in plakjes gesneden

2-3 eetlepels gehakte dragonblaadjes

Zout en peper naar smaak

jurk

1 gesnipperde ui

1 eetlepel gedistilleerde witte azijn

1/4 citroen uitgeperst, ongeveer 2 theelepels

1/4 kop extra vergine olijfolie

Voorbereiding

Meng alle ingrediënten voor de dressing in een keukenmachine.

Combineer met de andere ingrediënten en meng goed.

Frisse en courgettesalade

Materiaal:

8 oz veganistische kaas

6-7 kopjes Frise-sla, 3 stuks, gehakt

1/4 courgette (in de lengte doormidden gesneden en in dunne plakjes gesneden)

16 kerstomaatjes

1/2 kopje gesneden amandelen

1/4 witte ui, in plakjes gesneden

2-3 eetlepels gehakte dragonblaadjes

Zout en peper naar smaak

jurk

1 gesnipperde ui

1 eetlepel gedistilleerde witte azijn

1/4 citroen uitgeperst, ongeveer 2 theelepels

1/4 kop extra vergine olijfolie

Voorbereiding

Meng alle ingrediënten voor de dressing in een keukenmachine.

Combineer met de andere ingrediënten en meng goed.

Romeinse salade en hazelnoten

Materiaal:

8 oz veganistische kaas

6-7 kopjes Romeinse sla, 3 bosjes, geschild

1/4 Europese komkommer of komkommer zonder zaadjes, in de lengte gehalveerd en in dunne plakjes gesneden

3 eetlepels gehakte of gehakte bieslook

16 kerstomaatjes

1/2 kopje gesneden hazelnoten

1/4 witte ui, in plakjes gesneden

2-3 eetlepels gehakte dragonblaadjes

Zout en peper naar smaak

jurk

1 gesnipperde ui

1 eetlepel gedistilleerde witte azijn

1/4 citroen uitgeperst, ongeveer 2 theelepels

1/4 kop extra vergine olijfolie

Voorbereiding

Meng alle ingrediënten voor de dressing in een keukenmachine.

Combineer met de andere ingrediënten en meng goed.

ijsbergtomaat en amandelsalade

Materiaal:

8 oz veganistische kaas

6-7 kopjes ijsbergsla, 3 pasteitjes, gehakt

1/4 Europese komkommer of komkommer zonder zaadjes, in de lengte gehalveerd en in dunne plakjes gesneden

3 eetlepels gehakte of gehakte bieslook

16 kerstomaatjes

1/2 kopje gesneden amandelen

1/4 witte ui, in plakjes gesneden

2-3 eetlepels gehakte dragonblaadjes

Zout en peper naar smaak

jurk

1 gesnipperde ui

1 eetlepel gedistilleerde witte azijn

1/4 citroen uitgeperst, ongeveer 2 theelepels

1/4 kop extra vergine olijfolie

Voorbereiding

Meng alle ingrediënten voor de dressing in een keukenmachine.

Combineer met de andere ingrediënten en meng goed.

Frise en feta-kaassalade

Materiaal:

6-7 kopjes botersla, 3 beurten, gehakt

1/4 gezaaide komkommer, in de lengte gehalveerd en in dunne plakjes gesneden

3 eetlepels gehakte of gehakte bieslook

16 kerstomaatjes

1/2 kopje pistachenoten

1/4 witte ui, in plakjes gesneden

2-3 eetlepels gehakte dragonblaadjes

Zout en peper naar smaak

8 oz veganistische kaas

jurk

1 gesnipperde ui

1 eetlepel gedistilleerde witte azijn

1/4 citroen uitgeperst, ongeveer 2 theelepels

1/4 kop extra vergine olijfolie

1 eetlepel. met pesto

Voorbereiding

Meng alle ingrediënten voor de dressing in een keukenmachine.

Combineer met de andere ingrediënten en meng goed.

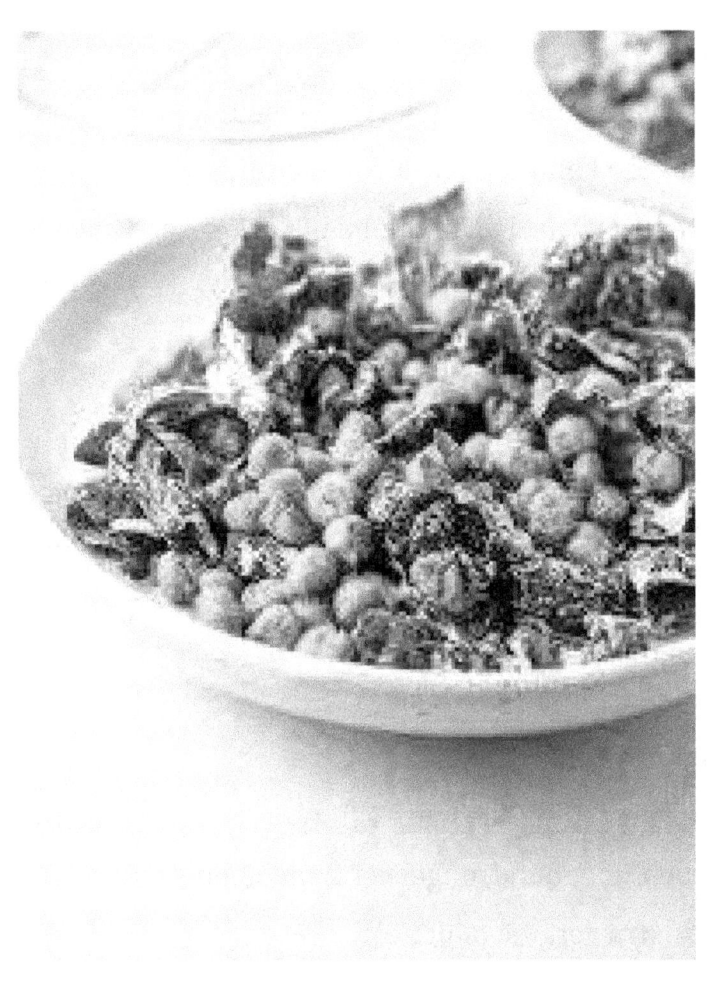

Frise en feta-kaassalade

Materiaal:

6-7 kopjes Romeinse sla, 3 bosjes, gehakt

1/4 Europese komkommer of komkommer zonder zaadjes, in de lengte gehalveerd en in dunne plakjes gesneden

3 eetlepels gehakte of gehakte bieslook

16 kerstomaatjes

1/2 kop macadamianoten

1/4 rode ui fijngesneden

Zout en peper naar smaak

5 oz veganistische kaas

jurk

1 gesnipperde ui

1 eetlepel gedistilleerde witte azijn

1/4 citroen uitgeperst, ongeveer 2 theelepels

1/4 kop extra vergine olijfolie

1 eetlepel. met pesto

Voorbereiding

Meng alle ingrediënten voor de dressing in een keukenmachine.

Combineer met de andere ingrediënten en meng goed.

Basilicumsla en veganistische kaas

Materiaal:

6-7 kopjes breedbladige sla, 3 bosjes, geschild

1/4 komkommer (in de lengte doormidden gesneden en in dunne plakjes gesneden)

16 kerstomaatjes

1/4 rode ui fijngesneden

2-3 eetlepels gehakte verse basilicum

Zout en peper naar smaak

8 oz veganistische kaas

jurk

1 gesnipperde ui

1 eetlepel gedistilleerde witte azijn

1/4 citroen uitgeperst, ongeveer 2 theelepels

1/4 kop extra vergine olijfolie

Voorbereiding

Meng alle ingrediënten voor de dressing in een keukenmachine.

Combineer met de andere ingrediënten en meng goed.

Romaine sla en pistachesalade

Materiaal:

8 oz veganistische kaas

6-7 kopjes Romeinse sla, 3 bosjes, geschild

1/4 Europese komkommer of komkommer zonder zaadjes, in de lengte gehalveerd en in dunne plakjes gesneden

3 eetlepels gehakte of gehakte bieslook

16 kerstomaatjes

1/2 kop gesneden pistachenoten

1/4 Vidalla-ui, in plakjes gesneden

2-3 eetlepels gehakte dragonblaadjes

Zout en peper naar smaak

jurk

1 gesnipperde ui

1 eetlepel gedistilleerde witte azijn

1/4 citroen uitgeperst, ongeveer 2 theelepels

1/4 kop extra vergine olijfolie

Voorbereiding

Meng alle ingrediënten voor de dressing in een keukenmachine.

Combineer met de andere ingrediënten en meng goed.

Tomaat Sla Ui Macadamia Notenolie Vinaigrette Frise

Materiaal:

6-7 kopjes Frise-sla, 3 stuks, gehakt

1/4 komkommer (in de lengte doormidden gesneden en in dunne plakjes gesneden)

3 eetlepels gehakte of gehakte bieslook

16 kerstomaatjes

1/2 kopje gesneden amandelen

1/4 rode ui fijngesneden

2-3 eetlepels gehakte peterselie

Zout en peper naar smaak

8 oz veganistische kaas

jurk

1 gesnipperde ui

1 eetlepel gedistilleerde witte azijn

1/4 citroen uitgeperst, ongeveer 2 theelepels

1/4 kop macadamianotenolie

Voorbereiding

Meng alle ingrediënten voor de dressing in een keukenmachine.

Combineer met de andere ingrediënten en meng goed.

Romeinse sla, tomaat en pistache

Materiaal:

8 oz veganistische kaas

6-7 kopjes Romeinse sla, 3 bosjes, gehakt

1/4 Europese komkommer of komkommer zonder zaadjes, in de lengte gehalveerd en in dunne plakjes gesneden

3 eetlepels gehakte of gehakte bieslook

16 kerstomaatjes

1/2 kopje pistachenoten

1/4 rode ui fijngesneden

Zout en peper naar smaak

jurk

1 gesnipperde ui

1 eetlepel gedistilleerde witte azijn

1/4 citroen uitgeperst, ongeveer 2 theelepels

1/4 kop extra vergine olijfolie

Voorbereiding

Meng alle ingrediënten voor de dressing in een keukenmachine.

Combineer met de andere ingrediënten en meng goed.

Gegrilde edamame en courgette

Materiaal

20 stukken. groene sojabonen

1 pond courgette, in de lengte in korte staafjes gesneden

1 pond paprika, in brede reepjes gesneden

1 grote rode ui, in plakjes van 1/2 inch dik

1/3 kop fijngehakte peterselie of Italiaanse basilicum

Kruiden:

6 eetlepels extra vergine olijfolie

1 theelepel. uien poeder

zeezout, naar smaak

3 eetlepels gedistilleerde witte azijn

1 theelepel. Dijon mosterd

Meng alle sausingrediënten goed.

Verhit de grill op laag vuur en olierooster.

Grill gedurende 12 minuten per kant, tot de groenten gaar zijn.

marinade/dressing

geroosterde kool en paprika

Materiaal

1 middelgrote plak kool

1 pond paprika, in brede reepjes gesneden

1 grote rode ui, in plakjes van 1/2 inch dik

1/3 kop fijngehakte peterselie of Italiaanse basilicum

Kruiden

6 eetlepels olijfolie

1 theelepel. knoflook poeder

1 theelepel. uien poeder

zeezout, naar smaak

3 eetlepels witte wijnazijn

1 theelepel. Engelse mosterd

Meng alle sausingrediënten goed.

Verhit de grill op laag vuur en olierooster.

Grill gedurende 12 minuten per kant, tot de groenten gaar zijn.

marinade/dressing

gegrilde okra en courgette

Materiaal

10 stuks. löss

1 pond courgette, in de lengte in korte staafjes gesneden

10 stuks. spruitjes

1 grote rode ui, in plakjes van 1/2 inch dik

1/3 kop fijngehakte peterselie of Italiaanse basilicum

Kruiden

6 eetlepels olijfolie

3 druppels Tabasco hete saus

zeezout, naar smaak

3 eetlepels witte wijnazijn

1 theelepel. Mayonaise zonder eieren

Meng alle sausingrediënten goed.

Verhit de grill op laag vuur en olierooster.

Grill gedurende 12 minuten per kant, tot de groenten gaar zijn.

marinade/dressing

Gegrilde artisjokken en Romeinse sla

Materiaal

1 stuk. artisjok

1 bosje romaine slablaadjes

2 middelgrote wortels, in de lengte gesneden en gehalveerd

4 tomaten, in dikke plakjes gesneden

Kruiden

6 eetlepels extra vergine olijfolie

zeezout, naar smaak

3 eetlepels balsamicoazijn

1 theelepel. Dijon mosterd

Meng alle sausingrediënten goed.

Verhit de grill op laag vuur en olierooster.

Grill gedurende 12 minuten per kant, tot de groenten gaar zijn.

marinade/dressing

geroosterde kool en paprika

Materiaal

1 bos kool

1 pond paprika, in brede reepjes gesneden

1 grote rode ui, in plakjes van 1/2 inch dik

1/3 kop fijngehakte peterselie of Italiaanse basilicum

Kruiden

6 eetlepels extra vergine olijfolie

zeezout, naar smaak

1 theelepel. uien poeder

1/2 theelepel Provençaalse kruiden

3 eetlepels witte azijn

1 theelepel. Dijon mosterd

Meng alle sausingrediënten goed.

Verhit de grill op laag vuur en olierooster.

Grill gedurende 12 minuten per kant, tot de groenten gaar zijn.

marinade/dressing

gegrilde bieten en broccoli

Materiaal

5 stuks. hit

1 pond paprika, in brede reepjes gesneden

10 broccoli

10 stuks. spruitjes

1 grote rode ui, in plakjes van 1/2 inch dik

1/3 kop fijngehakte peterselie of Italiaanse basilicum

Kruiden

6 eetlepels extra vergine olijfolie

zeezout, naar smaak

3 eetlepels appelazijn

1 eetlepel. Honing

1 theelepel. Mayonaise zonder eieren

Meng alle sausingrediënten goed.

Verhit de grill op laag vuur en olierooster.

Grill gedurende 12 minuten per kant, tot de groenten gaar zijn.

marinade/dressing

Gegrilde edamame en romaine sla

Materiaal

20 stukken. groene sojabonen

1 bosje romaine slablaadjes

2 middelgrote wortels, in de lengte gesneden en gehalveerd

4 tomaten, in dikke plakjes gesneden

Kruiden:

6 eetlepels extra vergine olijfolie

1 theelepel. uien poeder

zeezout, naar smaak

3 eetlepels gedistilleerde witte azijn

1 theelepel. Dijon mosterd

Meng alle sausingrediënten goed.

Verhit de grill op laag vuur en olierooster.

Grill gedurende 12 minuten per kant, tot de groenten gaar zijn.

marinade/dressing

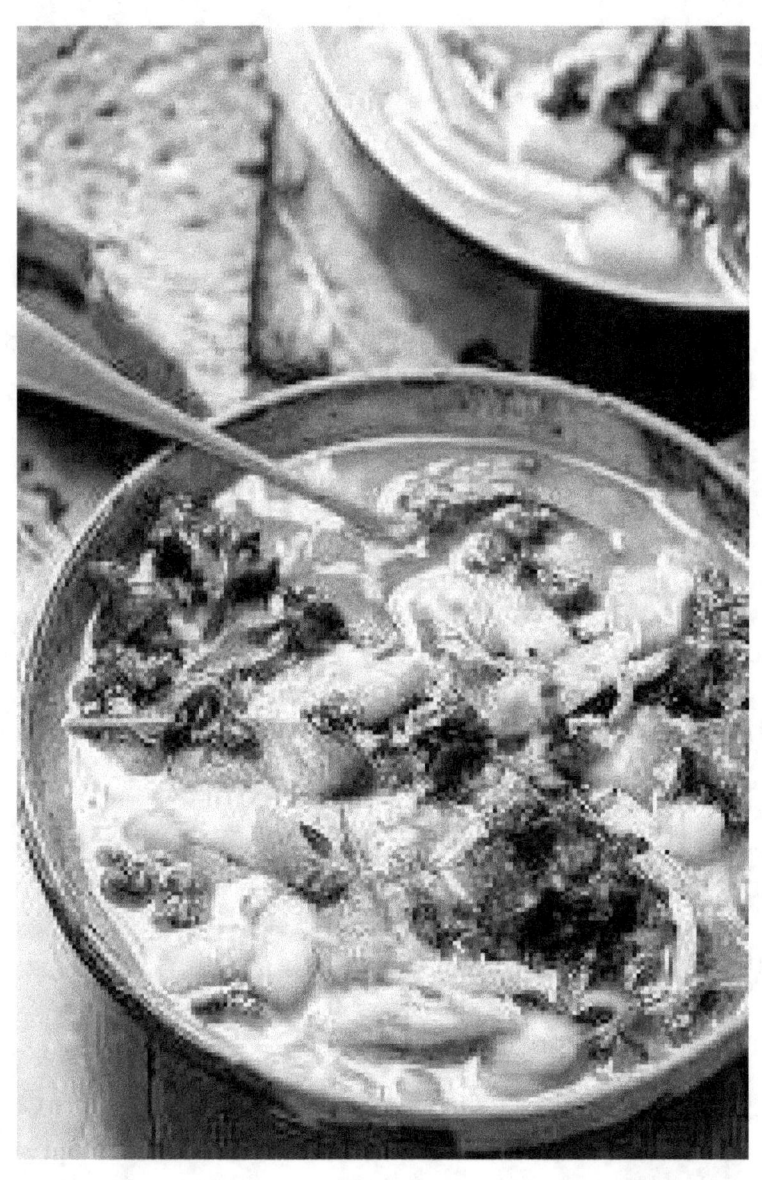

geroosterde kool en paprika

Materiaal

1 middelgrote plak kool

1 pond paprika, in brede reepjes gesneden

1 grote rode ui, in plakjes van 1/2 inch dik

1/3 kop fijngehakte peterselie of Italiaanse basilicum

Kruiden

6 eetlepels extra vergine olijfolie

zeezout, naar smaak

3 eetlepels balsamicoazijn

1 theelepel. Dijon mosterd

Meng alle sausingrediënten goed.

Verhit de grill op laag vuur en olierooster.

Grill gedurende 12 minuten per kant, tot de groenten gaar zijn.

marinade/dressing

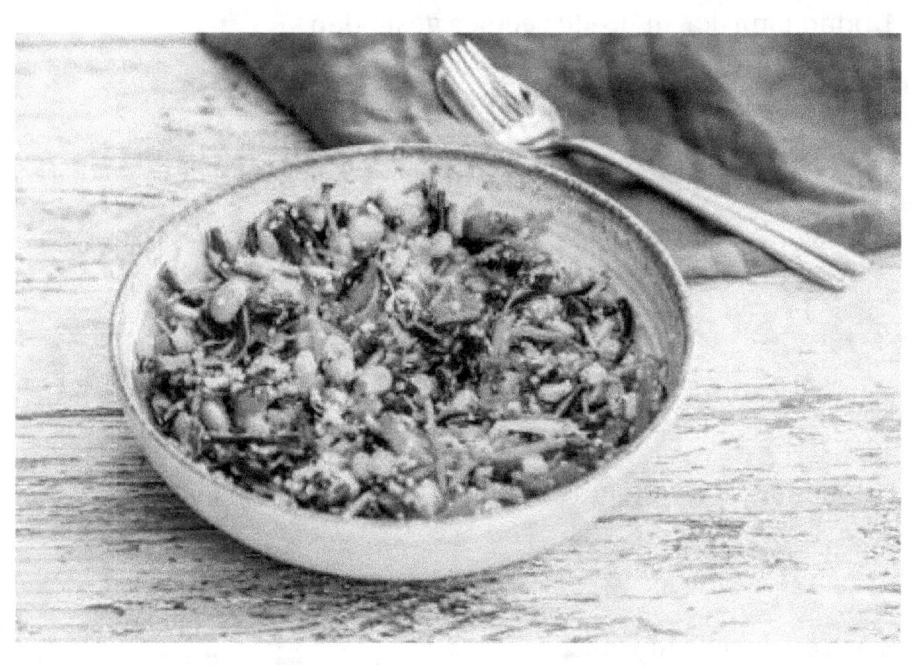

Gegrilde courgette en kool

Materiaal

1 pond courgette, in de lengte in korte staafjes gesneden

1 middelgrote plak kool

1 grote rode ui, in plakjes van 1/2 inch dik

1/3 kop fijngehakte peterselie of Italiaanse basilicum

10 broccoli

10 stuks. spruitjes

Kruiden

6 eetlepels olijfolie

3 druppels Tabasco hete saus

zeezout, naar smaak

3 eetlepels witte wijnazijn

1 theelepel. Mayonaise zonder eieren

Meng alle sausingrediënten goed.

Verhit de grill op laag vuur en olierooster.

Grill gedurende 12 minuten per kant, tot de groenten gaar zijn.

marinade/dressing

Gegrilde okra en rode ui

Materiaal

10 stuks. löss

1 grote rode ui, in plakjes van 1/2 inch dik

1/3 kop fijngehakte peterselie of Italiaanse basilicum

Kruiden

6 eetlepels olijfolie

1 theelepel. knoflook poeder

1 theelepel. uien poeder

zeezout, naar smaak

3 eetlepels witte wijnazijn

1 theelepel. Engelse mosterd

Meng alle sausingrediënten goed.

Verhit de grill op laag vuur en olierooster.

Grill gedurende 12 minuten per kant, tot de groenten gaar zijn.

marinade/dressing

Gegrilde artisjokken en rode uien

Materiaal

1 stuk. artisjok

1 grote rode ui, in plakjes van 1/2 inch dik

1/3 kop fijngehakte peterselie of Italiaanse basilicum

Kruiden

6 eetlepels extra vergine olijfolie

zeezout, naar smaak

3 eetlepels appelazijn

1 eetlepel. Honing

1 theelepel. Mayonaise zonder eieren

Meng alle sausingrediënten goed.

Verhit de grill op laag vuur en olierooster.

Grill gedurende 12 minuten per kant, tot de groenten gaar zijn.

marinade/dressing

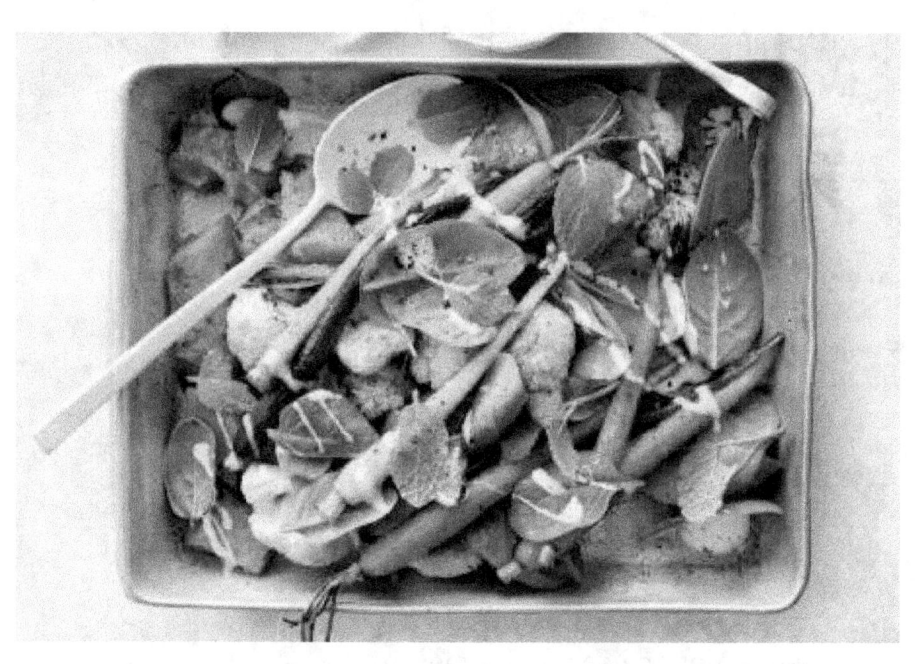

Gegrilde boerenkool en Romeinse sla

Materiaal

1 bos kool

1 bosje romaine slablaadjes

2 middelgrote wortels, in de lengte gesneden en gehalveerd

4 tomaten, in dikke plakjes gesneden

1/3 kop fijngehakte peterselie of Italiaanse basilicum

Kruiden

6 eetlepels extra vergine olijfolie

zeezout, naar smaak

3 eetlepels balsamicoazijn

1 theelepel. Dijon mosterd

Meng alle sausingrediënten goed.

Verhit de grill op laag vuur en olierooster.

Grill gedurende 12 minuten per kant, tot de groenten gaar zijn.

marinade/dressing

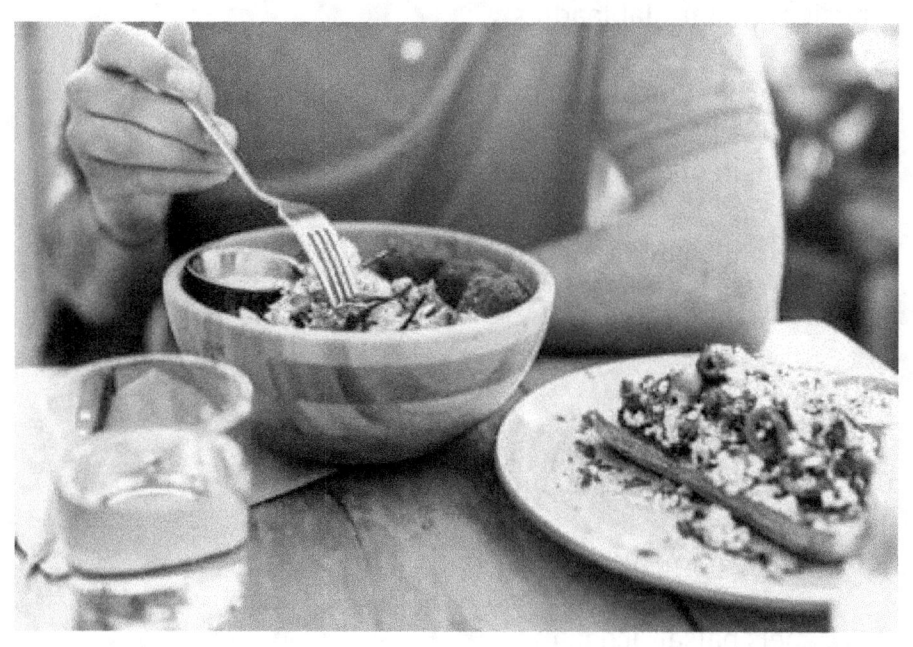

gegrilde bieten en wortels

Materiaal

5 stuks. hit

1 bosje romaine slablaadjes

2 middelgrote wortels, in de lengte gesneden en gehalveerd

4 tomaten, in dikke plakjes gesneden

1/3 kop fijngehakte peterselie of Italiaanse basilicum

Kruiden:

6 eetlepels extra vergine olijfolie

1 theelepel. uien poeder

zeezout, naar smaak

3 eetlepels gedistilleerde witte azijn

1 theelepel. Dijon mosterd

Meng alle sausingrediënten goed.

Verhit de grill op laag vuur en olierooster.

Grill gedurende 12 minuten per kant, tot de groenten gaar zijn.

marinade/dressing

geroosterde wortelen en uien

Materiaal

8 stuks babywortel

1 grote rode ui, in plakjes van 1/2 inch dik

1/3 kop fijngehakte peterselie of Italiaanse basilicum

Kruiden

6 eetlepels extra vergine olijfolie

zeezout, naar smaak

1 theelepel. uien poeder

1/2 theelepel Provençaalse kruiden

3 eetlepels witte azijn

1 theelepel. Dijon mosterd

Meng alle sausingrediënten goed.

Verhit de grill op laag vuur en olierooster.

Grill gedurende 12 minuten per kant, tot de groenten gaar zijn.

marinade/dressing

Gegrilde korenbloemen en broccoli

Materiaal

10 stuks. baby maïs

10 broccoli

10 stuks. spruitjes

1 grote rode ui, in plakjes van 1/2 inch dik

1/3 kop fijngehakte peterselie of Italiaanse basilicum

Kruiden

6 eetlepels olijfolie

3 druppels Tabasco hete saus

zeezout, naar smaak

3 eetlepels witte wijnazijn

1 theelepel. Mayonaise zonder eieren

Meng alle sausingrediënten goed.

Verhit de grill op laag vuur en olierooster.

Grill gedurende 12 minuten per kant, tot de groenten gaar zijn.

marinade/dressing

gegrilde artisjokharten

Materiaal

1 kopje artisjokharten

1 bosje romaine slablaadjes

2 middelgrote wortels, in de lengte gesneden en gehalveerd

4 tomaten, in dikke plakjes gesneden

1 grote rode ui, in plakjes van 1/2 inch dik

1/3 kop fijngehakte peterselie of Italiaanse basilicum

Kruiden

6 eetlepels olijfolie

1 theelepel. knoflook poeder

1 theelepel. uien poeder

zeezout, naar smaak

3 eetlepels witte wijnazijn

1 theelepel. Engelse mosterd

Meng alle sausingrediënten goed.

Verhit de grill op laag vuur en olierooster.

Grill gedurende 12 minuten per kant, tot de groenten gaar zijn.

marinade/dressing

Gegrilde bieten en asperges

Materiaal

5 stuks. hit

10 stuks. asperges

1 bosje romaine slablaadjes

2 middelgrote wortels, in de lengte gesneden en gehalveerd

4 tomaten, in dikke plakjes gesneden

1 pond paprika, in brede reepjes gesneden

1 grote rode ui, in plakjes van 1/2 inch dik

1/3 kop fijngehakte peterselie of Italiaanse basilicum

Kruiden

6 eetlepels extra vergine olijfolie

zeezout, naar smaak

3 eetlepels appelazijn

1 eetlepel. Honing

1 theelepel. Mayonaise zonder eieren

Meng alle sausingrediënten goed.

Verhit de grill op laag vuur en olierooster.

Grill gedurende 12 minuten per kant, tot de groenten gaar zijn.

marinade/dressing

gegrilde kool

Materiaal

1 bos kool

1/3 kop fijngehakte peterselie of Italiaanse basilicum

Kruiden

6 eetlepels extra vergine olijfolie

zeezout, naar smaak

3 eetlepels balsamicoazijn

1 theelepel. Dijon mosterd

Meng alle sausingrediënten goed.

Verhit de grill op laag vuur en olierooster.

Grill gedurende 12 minuten per kant, tot de groenten gaar zijn.

marinade/dressing

gegrilde artisjok

Materiaal

1 stuk. artisjok

1/3 kop fijngehakte peterselie of Italiaanse basilicum

Kruiden:

6 eetlepels extra vergine olijfolie

1 theelepel. uien poeder

zeezout, naar smaak

3 eetlepels gedistilleerde witte azijn

1 theelepel. Dijon mosterd

Meng alle sausingrediënten goed.

Verhit de grill op laag vuur en olierooster.

Grill gedurende 12 minuten per kant, tot de groenten gaar zijn.

marinade/dressing

gegrilde okra en asperges

Materiaal

10 stuks. löss

10 stuks. asperges

1 bosje romaine slablaadjes

2 middelgrote wortels, in de lengte gesneden en gehalveerd

4 tomaten, in dikke plakjes gesneden

Kruiden

6 eetlepels olijfolie

1 theelepel. knoflook poeder

1 theelepel. uien poeder

zeezout, naar smaak

3 eetlepels witte wijnazijn

1 theelepel. Engelse mosterd

Meng alle sausingrediënten goed.

Verhit de grill op laag vuur en olierooster.

Grill gedurende 12 minuten per kant, tot de groenten gaar zijn.

marinade/dressing

Gegrilde boerenkool en Romeinse sla

Materiaal

1 middelgrote plak kool

1 bosje romaine slablaadjes

2 middelgrote wortels, in de lengte gesneden en gehalveerd

4 tomaten, in dikke plakjes gesneden

1 grote rode ui, in plakjes van 1/2 inch dik

1/3 kop fijngehakte peterselie of Italiaanse basilicum

Kruiden

6 eetlepels olijfolie

3 druppels Tabasco hete saus

zeezout, naar smaak

3 eetlepels witte wijnazijn

1 theelepel. Mayonaise zonder eieren

Meng alle sausingrediënten goed.

Verhit de grill op laag vuur en olierooster.

Grill gedurende 12 minuten per kant, tot de groenten gaar zijn.

marinade/dressing

Edamame en geroosterde paprika

Materiaal

20 stukken. groene sojabonen

1 pond paprika, in brede reepjes gesneden

1 grote rode ui, in plakjes van 1/2 inch dik

1/3 kop fijngehakte peterselie of Italiaanse basilicum

Kruiden

6 eetlepels extra vergine olijfolie

zeezout, naar smaak

3 eetlepels balsamicoazijn

1 theelepel. Dijon mosterd

Meng alle sausingrediënten goed.

Verhit de grill op laag vuur en olierooster.

Grill gedurende 12 minuten per kant, tot de groenten gaar zijn.

marinade/dressing

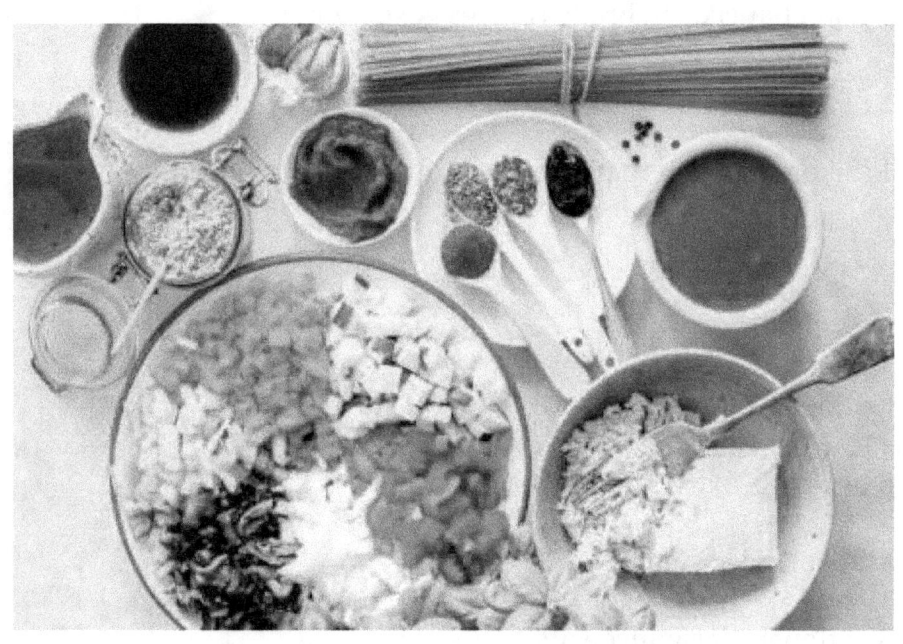

geroosterde wortelen en paprika

Materiaal

8 stuks babywortel

1 pond paprika, in brede reepjes gesneden

10 broccoli

10 stuks. spruitjes

1 grote rode ui, in plakjes van 1/2 inch dik

1/3 kop fijngehakte peterselie of Italiaanse basilicum

Kruiden

6 eetlepels extra vergine olijfolie

zeezout, naar smaak

1 theelepel. uien poeder

1/2 theelepel Provençaalse kruiden

3 eetlepels witte azijn

1 theelepel. Dijon mosterd

Meng alle sausingrediënten goed.

Verhit de grill op laag vuur en olierooster.

Grill gedurende 12 minuten per kant, tot de groenten gaar zijn.

marinade/dressing

Gegrilde artisjokharten en maïskolven met honingvinaigrette

Materiaal

1 kopje artisjokharten

10 stuks. baby maïs

1 bosje romaine slablaadjes

2 middelgrote wortels, in de lengte gesneden en gehalveerd

4 tomaten, in dikke plakjes gesneden

1/3 kop fijngehakte peterselie of Italiaanse basilicum

Kruiden

6 eetlepels extra vergine olijfolie

zeezout, naar smaak

3 eetlepels appelazijn

1 eetlepel. Honing

1 theelepel. Mayonaise zonder eieren

Meng alle sausingrediënten goed.

Verhit de grill op laag vuur en olierooster.

Grill gedurende 12 minuten per kant, tot de groenten gaar zijn.

marinade/dressing

gegrilde bieten en wortels

Materiaal

1 bos kool

5 stuks. hit

2 middelgrote wortels, in de lengte gesneden en gehalveerd

4 tomaten, in dikke plakjes gesneden

1 grote rode ui, in plakjes van 1/2 inch dik

1/3 kop fijngehakte peterselie of Italiaanse basilicum

Kruiden:

6 eetlepels extra vergine olijfolie

1 theelepel. uien poeder

zeezout, naar smaak

3 eetlepels gedistilleerde witte azijn

1 theelepel. Dijon mosterd

Meng alle sausingrediënten goed.

Verhit de grill op laag vuur en olierooster.

Grill gedurende 12 minuten per kant, tot de groenten gaar zijn.

marinade/dressing

Gegrilde okra en artisjokken

Materiaal

10 stuks. löss

1 stuk. artisjok

1 grote rode ui, in plakjes van 1/2 inch dik

1/3 kop fijngehakte peterselie of Italiaanse basilicum

Kruiden

6 eetlepels olijfolie

3 druppels Tabasco hete saus

zeezout, naar smaak

3 eetlepels witte wijnazijn

1 theelepel. Mayonaise zonder eieren

Meng alle sausingrediënten goed.

Verhit de grill op laag vuur en olierooster.

Grill gedurende 12 minuten per kant, tot de groenten gaar zijn.

marinade/dressing

Gegrilde okra en rode ui

Materiaal

1 middelgrote plak kool

10 stuks. löss

1 grote rode ui, in plakjes van 1/2 inch dik

1/3 kop fijngehakte peterselie of Italiaanse basilicum

10 broccoli

10 stuks. spruitjes

Kruiden

6 eetlepels olijfolie

1 theelepel. knoflook poeder

1 theelepel. uien poeder

zeezout, naar smaak

3 eetlepels witte wijnazijn

1 theelepel. Engelse mosterd

Meng alle sausingrediënten goed.

Verhit de grill op laag vuur en olierooster.

Grill gedurende 12 minuten per kant, tot de groenten gaar zijn.

marinade/dressing

Edamame en gegrilde kool

Materiaal

20 stukken. groene sojabonen

1 middelgrote plak kool

1 bosje romaine slablaadjes

2 middelgrote wortels, in de lengte gesneden en gehalveerd

4 tomaten, in dikke plakjes gesneden

1/3 kop fijngehakte peterselie of Italiaanse basilicum

Kruiden

6 eetlepels olijfolie

3 druppels Tabasco hete saus

zeezout, naar smaak

3 eetlepels witte wijnazijn

1 theelepel. Mayonaise zonder eieren

Meng alle sausingrediënten goed.

Verhit de grill op laag vuur en olierooster.

Grill gedurende 12 minuten per kant, tot de groenten gaar zijn.

marinade/dressing

Gegrilde artisjokken, wortelen en kool

Materiaal

1 stuk. artisjok

1 bos kool

2 middelgrote wortels, in de lengte gesneden en gehalveerd

4 tomaten, in dikke plakjes gesneden

1 grote witte ui, in plakjes van 1/2 inch gesneden

Kruiden

6 eetlepels olijfolie

3 druppels Tabasco hete saus

zeezout, naar smaak

3 eetlepels witte wijnazijn

1 theelepel. Mayonaise zonder eieren

Meng alle sausingrediënten goed.

Verhit de grill op laag vuur en olierooster.

Grill gedurende 12 minuten per kant, tot de groenten gaar zijn.

marinade/dressing

Gegrilde bieten- en artisjokharten

Materiaal

5 stuks. hit

1 kopje artisjokharten

1 bosje romaine slablaadjes

2 middelgrote wortels, in de lengte gesneden en gehalveerd

4 tomaten, in dikke plakjes gesneden

Kruiden

6 eetlepels olijfolie

3 druppels Tabasco hete saus

zeezout, naar smaak

3 eetlepels witte wijnazijn

1 theelepel. Mayonaise zonder eieren

Meng alle sausingrediënten goed.

Verhit de grill op laag vuur en olierooster.

Grill gedurende 12 minuten per kant, tot de groenten gaar zijn.

marinade/dressing

Gegrilde asperges met Engelse mosterdvinaigrette

Materiaal

2 theelepels fijn geraspte citroenschil

2 eetlepels vers citroensap

Engelse mosterd 1 eetlepel

Kopje extra vergine olijfolie, enz.

zeezout, versgemalen peper

2 bossen dikke asperges, geschild

2 bosjes uien (gehalveerd indien groot)

Verwarm de grill tot middelhoog vuur.

Meng de citroenschil, het citroensap, de mosterd en 1 kopje olie in een kom.

Kruid met peper en zout.

Doe de asperges en de nieuwe ui in een koekenpan en breng op smaak met de olie.

Breng op smaak met zout en peper.

Grill ongeveer 4 minuten per kant of tot ze gaar zijn.

Giet de saus over geroosterde groenten.

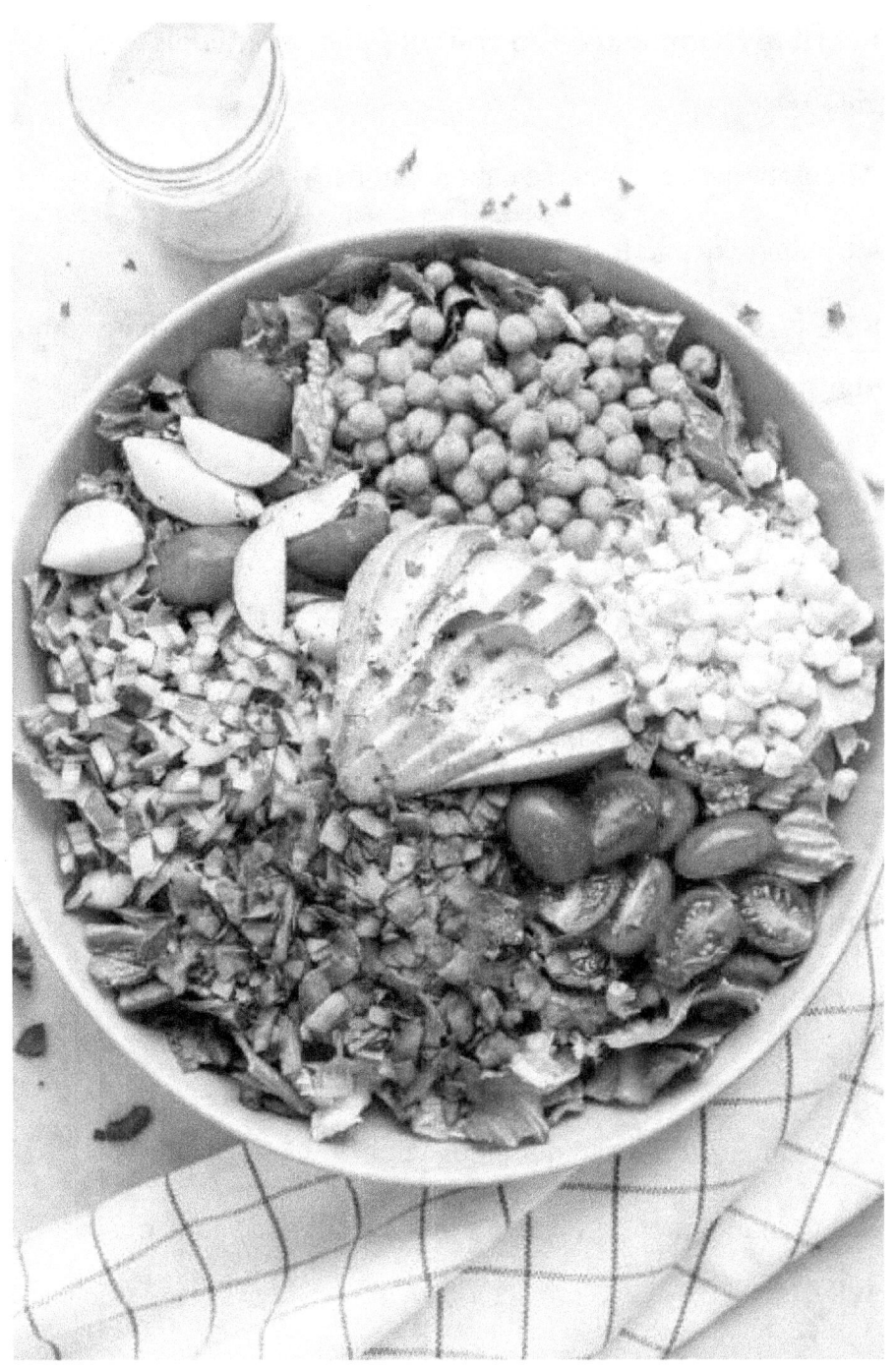

Gegrilde champignons en shiitake-paddenstoelen

Materiaal

12 ons. monster van verse champignons

4 Oz. Shiitake paddestoelen

8 Oz. Was de kleine wortels (ongeveer 6) en snijd ze in de lengte doormidden.

4 eetlepels koolzaadolie

zeezout en versgemalen zwarte peper

2 eetlepels zoutarme sojasaus

2 eetlepels witte rijstazijn

1 eetlepel geroosterde sesamolie

1 theelepel fijngehakte geschilde gember

6 uien, diagonaal gesneden

2 theelepels geroosterde sesamzaadjes

Verwarm de grill tot middelhoog vuur.

Meng champignons en wortels met 3 el. Koolzaadolie in een kom.

Kruid met peper en zout.

Pureer de champignons en wortels en draai ze regelmatig totdat ze gaar zijn.

Voeg sojasaus, azijn, sesamolie, gember en de resterende 1 eetlepel toe. Koolzaadolie in een kom.

snijd de wortels in stukken van 2 inch

Snij de champignons in kleine stukjes.

Voeg de sjalotten en sesamzaadjes toe aan de vinaigrette.

Kruid met peper en zout.

Gegrilde bloemkool met chipotle

Materiaal

½ kopje olijfolie, plus meer voor het grillen

1 bloemkool met grote kop (ongeveer 2 1/2 pond), gesteeld en buitenste bladeren verwijderd.

2 ingeblikte adobo chipotle chilipepers fijngehakt, 3 eetlepels adobosaus

8 teentjes knoflook, fijngehakt

6 eetlepels rode wijnazijn

3 eetlepels honing

2 eetlepels koosjer zout

2 eetlepels gerookt paprikapoeder

1 eetlepel gedroogde oregano

schijfjes citroen (om te serveren)

Bereid de grill voor op middelhoog vuur en vet de pan in.

Snij de bloemkool in vieren.

Voeg de chilipepers, adobosaus, knoflook, azijn, melasse, zout, paprika, oregano en de resterende 1/2 kop olijfolie toe aan een middelgrote kom en meng.

Bestrijk één kant van de bloemkoolsteak met deze saus en leg hem met de sauskant naar beneden op de grill.

Bestrijk de tweede kant met saus.

Kook de bloemkool in 7-8 minuten gaar.

Schik de gekookte kant met saus.

Grill 7 tot 8 minuten tot de tweede kant gaar is.

Kook op indirect vuur en breng de saus aan. C.

Maal tot een gladde massa. Dit duurt ongeveer 20 minuten.

Garneer met schijfjes citroen.

Gegrilde asperges met miso

Materiaal

¼ kopje en 2 eetlepels mirin

kopje witte miso

2 eetlepels gearomatiseerde witte azijn

2 theelepels geraspte geschilde verse gember

2 bossen schone asperges (ongeveer 2 kilo)

Citroenschijfje, dun gesneden ui, geroosterde sesam (om te serveren)

zeezout, naar smaak

Bereid de grill voor op hoog vuur.

Meng de mirin, miso, azijn en gember in een kom.

Doe de asperges in een kom en giet de marinade erover.

Combineer en gooi.

Grill de asperges tot ze licht verkoold en zacht zijn, 4 1/2 minuut.

Knijp het citroensap uit en garneer met groene uien en sesamzaadjes.

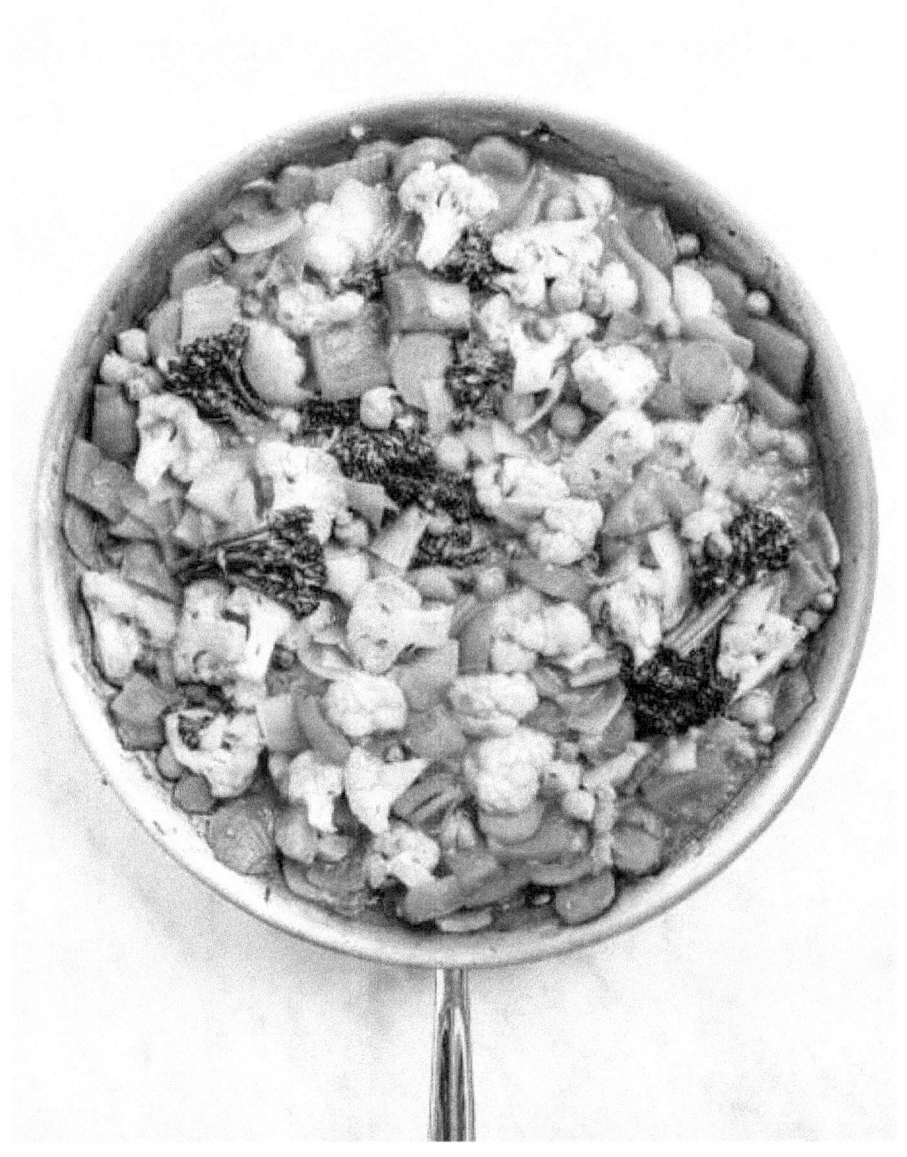

Geroosterde maïs met poblano-chili

Materiaal

Olijfolie (om te grillen)

2 eetlepels vers citroensap

3/4 theelepel hete saus (zoals die van Frank)

zeezout

4 korenaren, gepeld

2 kleine poblano chilipepers

3 eetlepels extra vergine olijfolie

2 uien, gehakt

verwarm de grill tot middelhoog vuur

Olie de grill.

Meng het citroensap en de hete saus in een kom en breng op smaak met zout.

Rooster de maïskolven en de lente-uitjes.

Draai regelmatig totdat de schil van de maïs goudbruin is en de kikkererwten lichtbruin zijn.

Bestrijk de maïs met olijfolie.

Hak de bonen.

Schil de paprika's en hak ze fijn.

voeg maïs toe aan de ui

Breng op smaak met zeezout.

Gegrilde broccoli met zuivelvrije yoghurt

Materiaal

2 kleine broccolihoofdjes (ongeveer 1,5 pond)

zeezout

1/2 kopje natuurlijke yoghurt

1 eetlepel olijfolie

Engelse mosterd 1 eetlepel

1½ theelepel gepoederde Kasjmirpeper of paprikapoeder

1 theelepel grafische masala

1 theelepel gemalen komijn

1 theelepel kurkuma

Koolzaadolie (om te grillen)

schone broccolistengels

Snijd de stengels in de lengte in rechthoeken van 1/4 dik.

Verdeel de broccolikoppen in grote roosjes.

Kook in een pan met kokend gezouten water tot het heet en gaar is. Dit duurt 2 minuten.

Giet af en doe het in een kom met ijswater.

Giet af en droog.

Combineer yoghurt, olijfolie, mosterd, chilipoeder, chaat masala, komijn en kurkuma in een grote kom.

Voeg broccoli toe en meng met het vloeibare mengsel.

Breng op smaak met zeezout.

Bereid de grill voor op middelhoog vuur.

Grill de broccoli gedurende 6 minuten tot ze lichtbruin zijn.

Gegrilde champignons met citroen- en amandelsaus

Materiaal

1½ kopje geblancheerde hele amandelen

1 eetlepel vers citroensap

Verdeel 4 eetlepels extra vergine olijfolie

Scheid 1 eetlepel en 2 theelepels sherryazijn

zeezout

1 pond verse champignons, stengels verwijderd, in de lengte doormidden gesneden

Vers gemalen zwarte peper

Verwarm de oven voor op 350 graden.

Bewaar 6 amandelen om te versieren.

Rooster de overige noten op een bakplaat en draai ze regelmatig.

Kook tot ze goudbruin en geurig zijn. Dit duurt ongeveer 8-10 minuten.

Meng in een blender tot de amandelen fijngemalen zijn.

Voeg citroensap toe, 2 el. olie, 1 eetl. azijn en een half glas water.

Voeg meer water toe en roer tot de saus glad genoeg is.

Breng op smaak met zout.

Verwarm de grill tot middelhoog vuur.

Voeg champignons en de resterende 2 eetlepels toe. olie in een container.

Kruid met peper en zout.

Kook de champignons tot ze zacht en goudbruin zijn. Dit duurt ongeveer 5 minuten.

Doe de champignons terug in de kom en combineer met de resterende 2 eetlepels. Azijn.

Serveer de champignons met de saus en versier met de amandelen.

Superlichte venkelbol

Materiaal

4 middelgrote dilles (ongeveer 3 pond totaal), in de lengte gesneden in plakjes van 1/2 inch dik

3 eetlepels extra vergine olijfolie

zeezout

versgemalen peper

Meng de venkel en olie.

Breng op smaak met zout en peper.

Grill de venkel op middelhoog vuur gedurende ongeveer 4 minuten per kant.

Gerookte geroosterde wortelen en veganistische yoghurt

Materiaal

3 pond babywortelen, gewassen en in stukjes van 1 inch gesneden

2 bosjes uien, geschild en in de lengte doormidden gesneden

Verdeel 4 eetlepels extra vergine olijfolie

zeezout

1 theelepel komijnzaad

1 serrano chili, fijngehakt en in plakjes gesneden om te serveren

1 kopje natuurlijke zuivelvrije yoghurt

3 eetlepels vers citroensap

2 eetlepels gehakte muntblaadjes om te versieren

speciale benodigheden

Kruidenmolen of stamper met stamper

Bereid de grill voor op middelhoog vuur.

Leg de wortels en groene uien op een beklede bakplaat met 2 el. Olijfolie

Breng op smaak met zeezout.

Maal en dek af, draai regelmatig, gedurende 15 tot 20 minuten.

Rooster de komijn in een koekenpan op middelhoog vuur tot het geurig is.

Laten afkoelen.

Rasp het in een kom en meng met de geraspte serrano, yoghurt, citroensap, gehakte munt en de overige 2 eetlepels. olie.

Breng op smaak met zeezout.

Courgette en Bloemkoolchampignons

voedingsingrediënten

2 courgettes in plakjes

2 gele courgettes, in plakjes gesneden

1 rode paprika in blokjes gesneden

1 pond (half) verse champignons

1 rode ui, gehalveerd en in dunne plakjes gesneden

2 kopjes broccoliroosjes

2 kopjes bloemkool

vinaigrette ingrediënten

besprenkel lichtjes met olijfolie

3 eetlepels vers citroensap

9 teentjes knoflook

1 eetlepel gehakte verse basilicum

1/4 kop gehakte peterselie

theelepel oregano

zeezout

peper

Leg de groenten op twee aluminium borden.

Meng de ingrediënten voor de vinaigrette en breng de groenten op smaak.

Dek af met aluminiumfolie en sluit af

Rooster op middelhoog vuur gedurende 30 minuten.

Draai het foliepakket tijdens het kookproces één keer om.

Gegrilde broccoli en asperges met bloemkool

Materiaal

bloemkool

broccoli

asperges

½ glas extra vergine olijfolie

1/2 theelepel Italiaanse kruiden

Breng op smaak met zout en peper

1/2 verse citroen

Was de groenten, laat ze uitlekken en snijd ze.

Combineer voor de marinade:

Olijfolie (1/8 kopje)

Toscaanse kruidenolijfolie (1/8 kopje)

Italiaanse saus (1/2 theelepel)

Kruid met peper en zout.

Marineer de bloemkool- en broccoliroosjes met de marinade-ingrediënten in een ritssluitingszak op kamertemperatuur gedurende 45 minuten.

Besprenkel de asperges met olijfolie.

Breng op smaak met 3/4 theelepel. Breng op smaak met peper en zeezout

plaats de grill op middelhoog vuur

Grill tot de groenten zacht en knapperig zijn.

Knijp het citroensap over de groenten.

Geroosterde wortelen met honing-gemberglazuur

Materiaal

vinaigrette ingrediënten

1/4 kopje honing

1/4 kop sojasaus

2 theelepels gehakte verse knoflook, ongeveer 1 middelgrote teentje

1/2 theelepel fijn geraspte gember

1/4 theelepel gemalen rode pepervlokken

Voor de wortels:

3 wortels, geschild en diagonaal in plakjes van 3/4 inch gesneden

3 eetlepels extra vergine olijfolie

1 ui in dunne plakjes gesneden

zeezout

Meng de ingrediënten voor de vinaigrette.

Doe de wortelschijfjes en de olie in een kom en meng.

Breng op smaak met zeezout.

Verwarm de grill voor, plaats de wortels aan één kant van de grill en laat ze op laag vuur gedurende 45 minuten zachtjes koken.

Draai de wortels elke 15 minuten.

Bestrijk met de vinaigrette en rasp.

Laat nog 3 minuten koken en doe het in een kom.

Bestrijk met de vinaigrette en versier met de uien.

Tomatenrol met gegrilde aubergine

Materiaal

Vulmateriaal

1 1/2 kopjes zuivelvrije yoghurt

1/2 kopje geraspte veganistische kaas

1 eetlepel vers sap van 1 citroen

2 eetlepels. fijngehakte verse oregano

1 theelepel fijngehakte verse munt

1 theelepel fijngehakte verse dille

1 theelepel gehakte knoflook (ongeveer 1 middelgrote teentje)

zeezout en versgemalen zwarte peper

Voor de auberginerolletjes:

2 grote aubergines, bijgesneden en in de lengte in plakjes van 1/4 inch gesneden

1/3 kopje extra vergine olijfolie

3 Romeinse tomaten

1 Engelse komkommer, gezaaid en in blokjes van 1/4 inch gesneden

zeezout en versgemalen zwarte peper

Verwarm de grill tot middelhoog vuur

Combineer de ingrediënten voor de vulling.

Breng de aubergines op smaak met olijfolie, zout en peper.

Bak de aubergines op middelhoog vuur gedurende 2 1/2 minuut. beide.

Laat 4 minuten afkoelen.

Verdeel de ingrediënten voor de vulling over elke aubergine en garneer met tomaten en komkommers.

Rol de aubergines in een spiraal.

courgette spiesjes

vinaigrette ingrediënten

1/4 kop extra vergine olijfolie

2 eetlepels vers citroensap per 1 citroen en 1 extra citroen, in partjes gesneden om te serveren

2 eetlepels witte wijnazijn

4 theelepels gehakte verse knoflook (ongeveer 2 middelgrote teentjes)

2 theelepels gedroogde oregano

1 theelepel fijngehakte verse muntblaadjes

zeezout en versgemalen zwarte peper

Belangrijkste ingrediënt

1 pond veganistische kaas, in blokjes van 3/4 inch gesneden

2 middelgrote courgettes, in plakjes van 1/2 inch gesneden

2 middelgrote rode uien, geschild en in stukjes van 3/4 inch gesneden

1 liter kerstomaatjes

Week houten spiesen vóór gebruik minimaal 30 minuten in water

Tzatziki, om te serveren (optioneel)

warm pitabroodje (optioneel)

Meng de ingrediënten voor de vinaigrette.

Voeg kaas, courgette, uien en tomaten toe.

Verwarm de grill tot middelhoog vuur.

Grill tot de kaas is gesmolten en de courgette is gesmolten gedurende 4 minuten of tot ze gaar zijn.

Knijp het citroensap erdoor en serveer met vinaigrette, tzatziki en pitabroodje.

Shishito teriyaki recept hoe te maken

Materiaal

Shishito-peper 1kg

zeezout

Vers gemalen zwarte peper

1/4 kop teriyakisaus

Rijg de paprika's aan 2 spiesen, ongeveer 2,5 cm uit elkaar, zodat ze gemakkelijker kunnen worden omgedraaid.

Verwarm de grill tot middelhoog vuur.

Grill elke paprika tot hij aan één kant goudbruin is, ongeveer 2 minuten.

Draai de paprika's om en gril de andere kant nog ongeveer 2 minuten.

Kruid met peper en zout.

Voeg de teriyakisaus toe.

www.ingramcontent.com/pod-product-compliance
Lightning Source LLC
Chambersburg PA
CBHW071332110526
44591CB00010B/1110